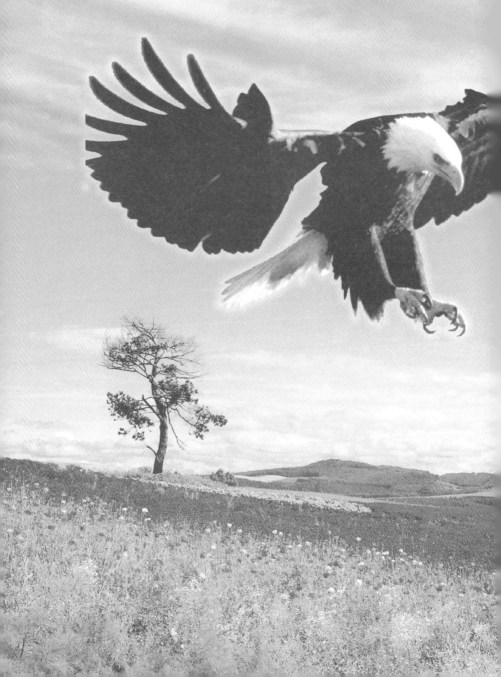

大展好書　好書大展
品嘗好書　冠群可期

大展好書　好書大展
品嘗好書　冠群可期

休閒保健叢書36

足療健康法

附 VCD

王　穎
蔣　宏　主編
王　熙

品冠文化出版社

國家圖書館出版品預行編目資料

足療健康法／王穎 蔣宏 王熙 主編
——初版，——臺北市，品冠文化，2016〔民105.10〕
面；21公分 ——（休閒保健叢書；36）
ISBN 978－986－5734－53－4（平裝；附影音光碟）
1.按摩 2.穴位療法 3.腳
413.92 105014740

足療健康法 附VCD

主　　編／王穎 蔣宏 王熙
責任編輯／壽亞荷
發 行 人／蔡孟甫
出 版 者／品冠文化出版社
社　　址／台北市北投區（石牌）致遠一路2段12巷1號
電　　話／（02）28233123 · 28236031 · 28236033
傳　　眞／（02）28272069
郵政劃撥／19346241
網　　址／www.dah-jaan.com.tw
E－mail／service@dah-jaan.com.tw
承 印 者／凌祥彩色印刷有限公司
裝　　訂／眾友企業公司
排 版 者／弘益電腦排版有限公司
授 權 者／遼寧科學技術出版社
初版1刷／2016年（民105年）10月

定 價／330元

目　錄

足部按摩須知

足療變美麗

常見病足療方法

足部按摩手法

1.單食指扣拳法

　　施術者一手扶住受術者的腳，另一手食指的第1、第2指間關節屈曲，其餘4指握拳，以食指中節近第1指間關節（近側指間關節）背側為施力點，作定點頂壓。適用於腎上腺、腎、小腦和腦幹、大腦、額竇、眼、耳、斜方肌、心、肝、肺、脾、胃、胰、膽、小腸、大腸、生殖腺等足底反射區。

2.捏指法

　　施術者拇指伸直與其餘4指分開固定，以拇指指腹作定點按壓。適用於上身淋巴腺、下身淋巴腺、髖關節、腹股溝等反射區。

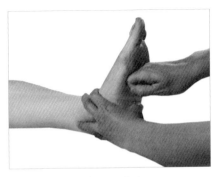

單食指扣拳法

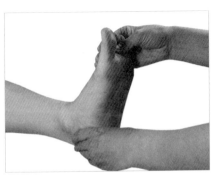

捏指法

3.扣指法

拇指屈曲與其餘4指分開呈圓弧狀,以4指為固定點作定點按壓。適用於小腦、三叉神經、鼻、頸項、扁桃體、上頜、下頜等反射區。

4.握足扣指法

食指第1、第2節屈曲,其餘4指握拳,另一手拇指伸入食指中作定點按壓。適用於垂體、腎上腺、腎、足底生殖腺等反射區。

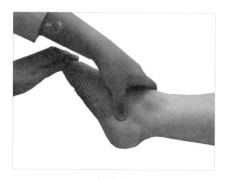

扣指法

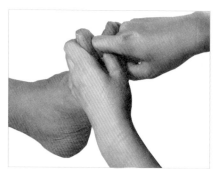

握足扣指法

5.單食指刮壓法

以伸直或屈曲的食指橈側緣來刮壓的方法。適用於胸部、內耳迷路以及內、外踝部的反射區。

6.雙食指刮壓法

以雙手伸直或屈曲的橈側緣同時施力刮壓的方法。適用於膈、胸部、內耳迷路以及內、外踝部的反射區。

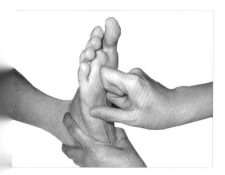

單食指刮壓法

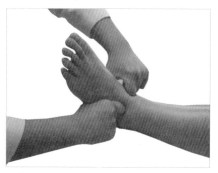

雙食指刮壓法

7. 雙指扣拳法

一手持腳,另一手半握拳,食指、中指屈曲,以食指、中指的第1指間關節頂點施力按摩。適用於小腸、肘反射區。

8. 多指扣拳法

以食、中、無名、小指屈曲的近端指間關節按壓反射區的方法。適用於小腸反射區。

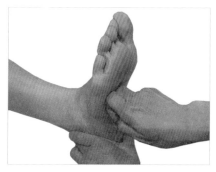

雙指扣拳法

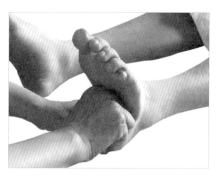

多指扣拳法

足療前後須知

　　1. 在空氣新鮮、冷暖適宜的室內。選擇合適的體位，塗抹適量的按摩膏或介質。

　　2. 按摩後要做好足部保暖，飲適量白開水。

祛斑

雀斑、黃褐斑是皮膚色素沉著的結果，往往在夏天增多，這是由於強烈的紫外線的緣故。

另外，某些化妝品、精神壓力、煩躁等也會誘發雀斑、黃褐斑，卵巢或子宮疾病、肝臟疾病等也可使雀斑、黃褐斑增多，並可伴有噁心、倦怠等症狀。

足療取穴

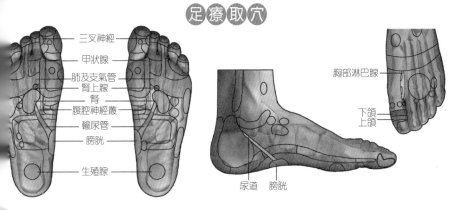

三叉神經
甲狀腺
肺及支氣管
腎上腺
腎
腹腔神經叢
輸尿管
膀胱
生殖腺

胸部淋巴腺
下頜
上頜

尿道　膀胱

按摩方法

點按腎、膀胱、腎上腺反射區各50次，推按輸尿管反射區100次，用中、重度手法依次按壓三叉神經上頜、下頜反射區各30次，按揉肝及支氣管、尿道、生殖腺反射區各30次，點按腹腔神經叢、甲狀腺、胸部淋巴腺反射區各30次。每日1次，10天為1個療程。

日常生活提示

積極治療原發病。少用或不用化妝品。夏季注意防曬保護，多喝水，保證充足的睡眠。精神愉快，心情舒暢，尤其女性在特殊的生理週期。

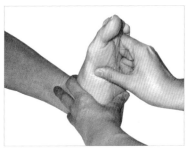

按揉肺反射區

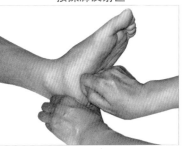

按揉膀胱反射區

美膚

肌膚漂亮是美容的重要條件之一。以往以膚色白為美，其實美麗肌膚的先決條件應該是氣色好、透明度高、不覺得暗沉、光滑柔潤和富有彈性。所以從肌膚漂不漂亮就可知道健康的狀態。

足療取穴

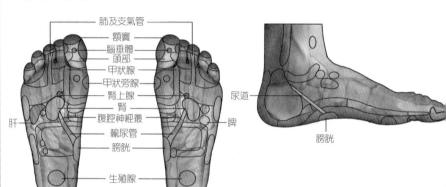

肺及支氣管
額竇
腦垂體
頭部
甲狀腺
甲狀旁腺
腎上腺
腎
腹腔神經叢
輸尿管
膀胱
生殖腺
肝
脾
尿道
膀胱

按摩方法

　　點壓腎、膀胱、頭部、腦垂體反射區各100次，推按輸尿管、甲狀旁腺反射區各50次，按壓額竇、三叉神經、甲狀腺、尿道、腹腔神經叢、肝、脾、生殖腺反射區各100次。每日1次，10天為1個療程。

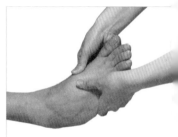

按揉胸部淋巴腺反射區

日常生活提示

　　合理飲食，不挑食，少吃辛辣煎炸製品，多吃新鮮蔬菜與水果，同時保證充足睡眠。

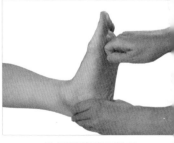

按揉甲狀腺反射區

美目

俗話說：「眼睛是心靈的窗戶。」眼睛不僅代表內心，還是反映全身健康狀態的鏡子。而從美容的角度而言，眼睛也是很重要的，每個人都希望自己的眼睛漂亮動人，炯炯有神，尤其是女性。

足療取穴

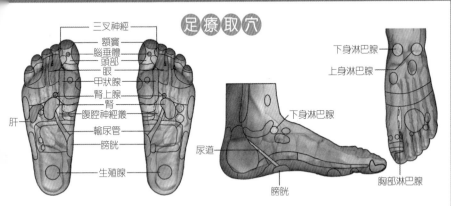

按摩方法

點按腎和腎上腺反射區各100次，點按腹腔神經叢，並從足趾向足跟推按輸尿管反射區各50次，點按膀胱、尿道反射區各100次，刮動額竇、頭部（大腦）、甲狀腺反射區各30次，點按腦垂體、眼、腎、三叉神經、上身淋巴腺、下身淋巴腺、胸部淋巴腺、生殖腺反射區各60次。每日1次，10日為1個療程。

日常生活提示

注意用眼衛生，糾正不良用眼習慣。小憩或午休時不要把眼睛直接壓在手臂上。臨睡前1小時不喝大量的水，以免眼周水腫和眼袋的產生，多吃蔬菜、水果和動物肝臟。

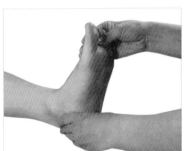

點按眼反射區

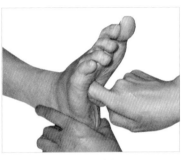

按揉肝反射區

袪青春痘

青春痘是青春期男女常見的急性發作的慢性皮膚病，也叫粉刺。病程長、易反覆。皮脂腺分泌過多是它發病的主要原因。初起多爲細小的黑頭或白頭粉刺，可擠出豆渣樣的皮脂，繼而發展爲小膿疱或小結節，嚴重者可形成膿腫並伴有疼痛。女病人常伴有月經不調和月經前後皮疹增多、加重。

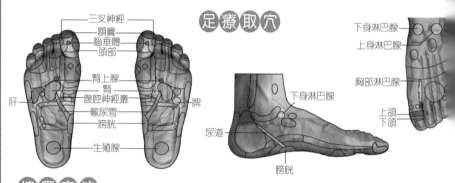

足療取穴

三叉神經
額竇
腦垂體
頭部
腎上腺
腎
腹腔神經叢
輸尿管
膀胱
生殖腺
肝
脾

下身淋巴腺
尿道
膀胱

下身淋巴腺
上身淋巴腺
胸部淋巴腺
上頜
下頜

按摩方法

　　點壓腎、膀胱、頭部（大腦）、腦垂體反射區各100次，推按輸尿管、腹腔神經叢反射區各50次，按壓額竇、三叉神經、甲狀腺、上頜、下頜、胸部淋巴腺、上身淋巴腺、下身淋巴腺、肝、脾、生殖腺（睾丸或卵巢）反射區各100次。每日1次，10天爲1個療程。

日常生活提示

　　注意保持清潔，對粉刺切勿擠壓、按壓或摩擦，成熟需刺破輕輕按壓排膿，以免形成瘢痕。少吃刺激性、高脂食物，勿用熱水洗燙患處。

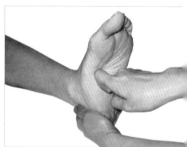

推按輸尿管反射區

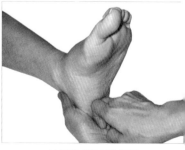

按壓生殖腺反射區

除皺去皺

3歲小孩的臉蛋粉嫩嫩，七旬老人的臉卻皺巴巴，隨著人的年紀增長，皮膚細胞的分化會越來越慢，真皮漸漸變薄，真皮下的脂肪細胞開始萎縮，皮膚組織變得越來越鬆弛。等到皮膚失去彈性時，遭受擠壓後就不再復原，從而形成皮膚下垂，產生皺紋。

足療取穴

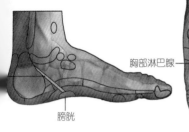

膀胱

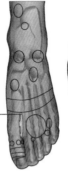

胸部淋巴腺

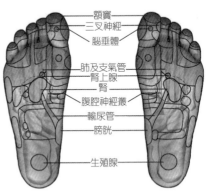

額竇
三叉神經
腦垂體
肺及支氣管
腎上腺
腎
腹腔神經叢
輸尿管
膀胱
生殖腺

按摩方法

　　點按腎和腎上腺反射區各100次，點刮腹腔神經叢、輸尿管反射區各100次，點按膀胱、尿道反射區各100次，點按腦垂體、肺及支氣管反射區各100次，刮動胸部淋巴腺、生殖腺反射區各50次。每日按摩2次，7日為1個療程。

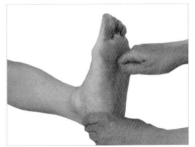

點按腎反射區

日常生活提示

　　注意防曬，少做抬頭動作，保持飲食平衡，每天喝6～8大杯水，多吃優酪乳、肉皮等食物。生活有規律，睡眠充足。

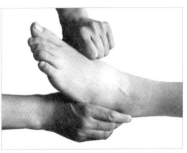

刮動胸部淋巴腺反射區

除黑眼圈、眼袋

黑眼圈、眼袋是一種常見的困擾，它會讓人看起來很疲倦沒精神。由於眼瞼皮膚很薄，皮下組織薄而疏鬆，很容易發生水腫現象，而隨著年齡的增長愈加明顯。晚睡早起再加上不當的卸妝方法都是導致雙眼水腫、出現黑眼圈和眼袋的原因。此外，腎臟有病、懷孕期間、睡眠不足或疲勞都會造成眼部體液堆積形成眼袋和黑眼圈。

足療取穴

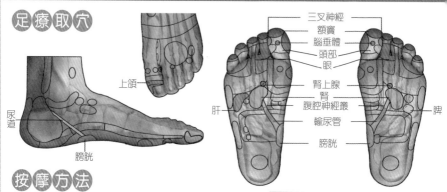

按摩方法

點按腎和腎上腺反射區各100次，點刮腹腔神經叢、推按輸尿管反射區各100次，點按膀胱、推尿道反射區各100次，刮動額竇、頭部（大腦）、腦垂體反射區各50次，點按眼、肝、三叉神經、上頜、脾反射區各50次。每日1次，10日為1個療程。

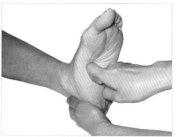

點刮輸尿管反射區

日常生活提示

注意防曬，保持充足的睡眠及正確的睡姿，可將枕頭適當墊高。適當吃些富含維生素 A 和維生素 B_2 的食物。勿過多抽菸、喝酒。

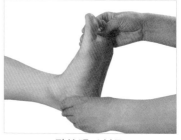

點按眼反射區

改善皮膚粗糙

皮膚粗糙可分兩類：一是由於體質原因，多數發生在乾性皮膚身上，當日常飲食中脂肪酸的攝入過少、各種水果的攝取不足或飲水不夠等都易造成維生素、水分和油脂的攝取不足，從而導致皮膚粗糙；二是由於炎症，由於選擇不適當的化妝品和藥品的原因，同時空氣中經常飄浮的花粉或者過敏源，也可能會引起過敏而導致皮膚粗糙。

足療取穴

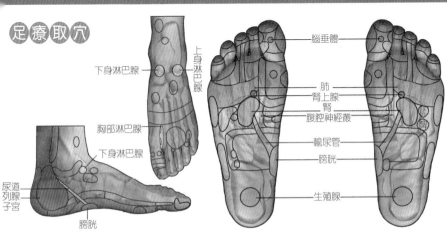

下身淋巴腺　上身淋巴腺　腦垂體　肺　腎上腺　腎　腹腔神經叢　脾　輸尿管　膀胱　生殖腺　胸部淋巴腺　下身淋巴腺　尿道　前列腺　子宮　膀胱

按摩方法

點按腎和腎上腺反射區各100次，推按腹腔神經叢、輸尿管反射區各100次，點按膀胱、尿道反射區各100次，點按腦垂體、脾、肺反射區各100次，點按胸部淋巴腺、上身淋巴腺、下身淋巴腺、生殖腺、前列腺或子宮反射區各50次。每日1次，10日為1個療程。

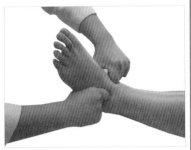

點按上、下身淋巴腺反射區

日常生活提示

經常活動，伸展背部，注意飲食結構，多吃蔬菜、水果、穀物、植物籽、果仁等營養均衡的食物。加強運動鍛鍊。

減少魚尾紋

眼角部位的細小皺紋就是魚尾紋。主要是由於眼周缺水，皮膚新陳代謝功能下降，纖維組織老化、鬆弛，甚至斷裂而形成的。此外，日曬、乾燥、寒冷、洗臉水溫過高、表情豐富、吸菸等也是形成魚尾紋的原因。

足療取穴

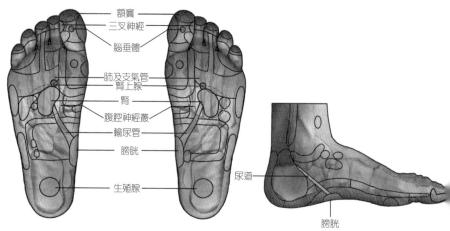

額竇
三叉神經
腦垂體
肺及支氣管
腎上腺
腎
腹腔神經叢
輸尿管
膀胱
生殖腺
尿道
膀胱

按摩方法

點按腎、腎上腺反射區各100次，點刮腹腔神經叢、輸尿管反射區各50次，點按膀胱、尿道反射區各50次，刮動額竇、腦垂體、肺及支氣管反射區各50次，推動三叉神經、生殖腺反射區各50次。每日1次，10日為1個療程。

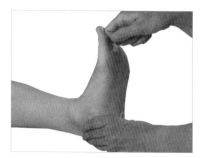

刮動腦垂體反射區

日常生活提示

睡眠充足，切忌熬夜；平時多喝水，睡前避免大量飲水；勿養成眯、眨、擠眼睛的習慣；避免陽光直接照射；保持樂觀情緒。

生髮固髮

平常，一天會自然脫落50根以上的頭髮，同時又會長出同數的頭髮。由於各種原因導致頭髮掉得厲害，又沒有長出新髮，稱為禿頭症。大多與體質有關，但當激素分泌出現問題或毛囊營養不足時也會發生。此外，脫髮與精神因素也有密切關係。

足療取穴

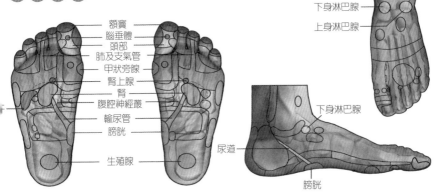

按摩方法

點按腎、腎上腺、腹腔神經叢、輸尿管反射區各100次，點按膀胱、尿道反射區各50次，刮動額竇、頭部（大腦）、腦垂體、甲狀旁腺反射區各50次，推按肺及支氣管、肝、甲狀旁腺、生殖腺、上身淋巴腺、下身淋巴腺反射區各50次。每日1次，10日為1個療程。

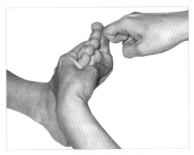

刮動頭部反射區

日常生活提示

不用尼龍梳子和頭刷，不用脫脂性強或鹼性洗髮劑，戒菸戒酒，消除精神壓抑感。同時保持皮膚清潔，按摩頭部，給予頭部適度刺激。

烏髮潤髮

白髮是指頭髮部分變白或全部變白的一種皮膚病。病因複雜，先天性者多與白化病併發，有時呈家族性或與色素缺乏有關；後天者除老年生理性白髮以外，可能與營養不良、精神創傷、情緒激動、悲觀或抑鬱等有關。

足療取穴

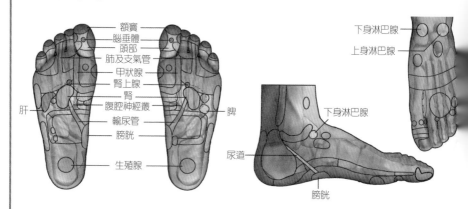

額竇
腦垂體
頭部
肺及支氣管
甲狀腺
腎上腺
腎
肝
腹腔神經叢
脾
輸尿管
膀胱
生殖腺
下身淋巴腺
上身淋巴腺
下身淋巴腺
尿道
膀胱

按摩方法

　　點按腎、腎上腺、腹腔神經叢、輸尿管反射區各100次，點按膀胱、尿道、額竇、頭部（大腦）、腦垂體、肝、甲狀旁腺反射區各50次，推按肺及支氣管、甲狀腺、生殖腺、上身淋巴腺、下身淋巴腺區各50次。每日1次，10日為1個療程。

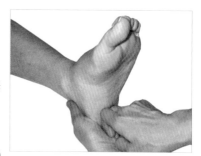

推按生殖腺反射區

日常生活提示

　　保持心情舒暢，工作要勞逸結合，積極參加體育鍛鍊。同時注意飲食營養，多吃高蛋白食物及黑色食品、綠色蔬菜、動物肝臟、芝麻、核桃、花生等。

豐胸美乳

豐滿、挺拔、勻稱的乳房，能增加女性的曲線美，在女性的形體美中佔有十分重要的地位。但有些女性乳房過小，下垂，形狀不佳等，給她們帶來了許多煩惱和困惑。

足療取穴

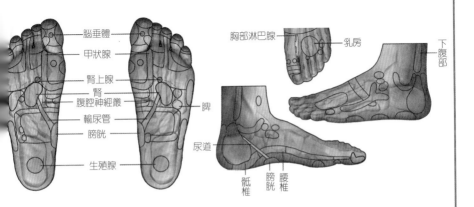

按摩方法

點按腎、腎上腺、腹腔神經叢、輸尿管、膀胱、尿道反射區各100次，點按腦垂體、脾、腰椎、骶椎、胸部淋巴腺反射區各50次，點按生殖腺、胸（乳房）反射區各50次。每日1次，10日為1個療程。

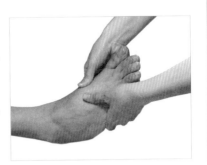

點按乳房反射區

日常生活提示

睡覺時不要帶文胸，保持昂首挺胸，經常伸直腰，不要抱臂和趴睡，可補充些維生素及鈣、鐵、鋅、蛋白質。多做些深呼吸，佩戴合適的胸罩。平時可做些胸部擴展運動。

腹部變平坦

腹部是全身最容易堆積脂肪的部位，又處在身體的最中央，特別容易引人注目。所以腹部是健美鍛鍊的重點。從人體健美角度看，真正健美的腹部應由細而有力的腰和線條明顯的腹肌構成。當腹圍在90～100公分以上或腹圍與臀圍的比值男大於0.9，女大於0.85時，腹部的脂肪就非減去不可了。

足療取穴

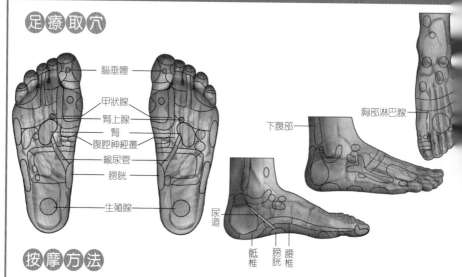

腦垂體
甲狀腺
腎上腺
腎
腹腔神經叢
輸尿管
膀胱
生殖腺
下腹部
胸部淋巴腺
尿道
骶椎
膀胱
腰椎

按摩方法

點按腎、腎上腺、腹腔神經叢、輸尿管、膀胱、尿道反射區各100次，點按腦垂體、生殖腺反射區各100次，刮動甲狀腺、腰椎、骶椎反射區各50次，推按下腹部、胸部淋巴腺反射區各50次。每日1次，10日為1個療程。

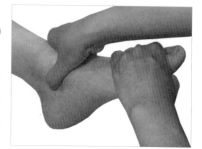

點按尿反射區

日常生活提示

不要長時間坐、臥、躺，尤其是在飯後。吃飯細嚼慢嚥，儘量少吃偏鹹食品，多走路，多喝水，多運動，鍛鍊出結實平坦的腹部。

腰部纖細

對女性來說，腰部是最吸引人注目的部位。若腰部肥胖臃腫，就很難配以強調身體曲線的合體時裝。但是，腰部是平常極難活動到的部位，容易囤積脂肪。如果合理刺激腰腹、背腰部的經絡、穴位、肌肉，就可逐漸消除腰部肥胖。

足療取穴

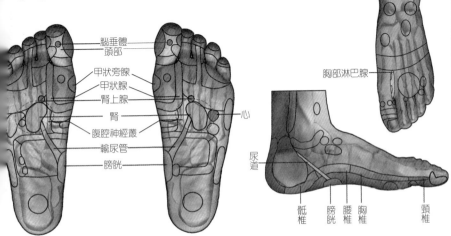

腦垂體
頭部
甲狀旁腺
甲狀腺
腎上腺
腎
腹腔神經叢
輸尿管
膀胱
心
胸部淋巴腺
尿道
骶椎
膀胱
腰椎
胸椎
頸椎

按摩方法

點按腎、腎上腺、腹腔神經叢、輸尿管反射區各100次，點按膀胱、尿道、腦垂體、生殖腺反射區各50次，刮動甲狀腺、頸椎、胸椎、腰椎、骶椎、心、胸部淋巴腺反射區各50次。每日1次，10日為1個療程。

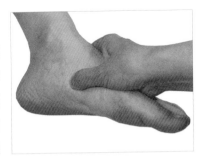

刮動腰椎反射區

日常生活提示

適當調整飲食，少吃脂肪含量高的食物。經常做腰部運動。

增重健身

瘦削大多見於神經質的人，往往有胃腸不佳、胃下垂或鬆弛等現象。和遺傳、精神壓力過大有一定關係。但有些女性為了苗條過分限制飲食，導致厭食症，會非常瘦削而產生全身虛弱的症狀。另外，某些原因不明的消瘦，可能是慢性胃炎、胃潰瘍或十二指腸潰瘍等胃腸疾病，也可能是甲狀腺機能障礙、肝臟疾病或糖尿病等，必須接受檢查。

足療取穴

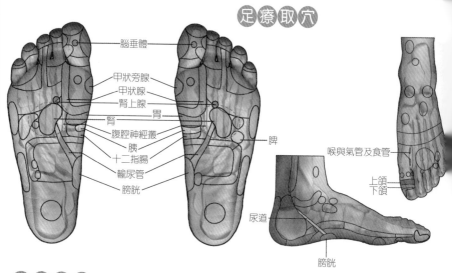

腦垂體
甲狀旁腺
甲狀腺
腎上腺
胃
腎
腹腔神經叢
胰
十二指腸
輸尿管
膀胱
脾
喉與氣管及食管
上頜
下頜
尿道
膀胱

按摩方法

　　點按腎、腎上腺、腹腔神經叢、輸尿管、膀胱、尿道反射區各100次，推胃、胰、十二指腸、上頜、下頜、喉與氣管及食管反射區各50次，捏按甲狀旁腺、甲狀腺、點按腦垂體反射區50次。每日1次，10日為1個療程。

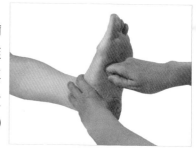

推胃反射區

日常生活提示

　　生活規律，適量運動，少食多餐，戒菸戒酒。可做增強腳力的體操，如腳尖站立；仰躺，兩腿伸直上舉等運動。

緩解虛冷症

不因為穿著過少，腰部以下或是手腳覺得冷得厲害時，通常稱為虛冷症。多見於女性，虛冷症的人大多也有頭痛或頭暈、焦躁、消化不良、失眠等症狀。

足療取穴

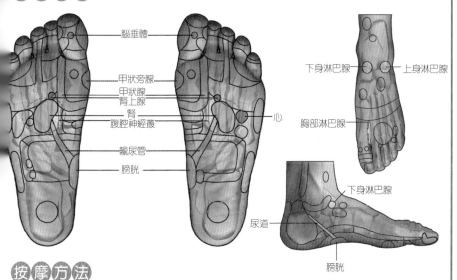

腦垂體
甲狀旁腺
甲狀腺
腎上腺
腎
腹腔神經叢
輸尿管
膀胱
心
下身淋巴腺
上身淋巴腺
胸部淋巴腺
下身淋巴腺
尿道
膀胱

按摩方法

　　點按腎、腎上腺、腹腔神經叢、輸尿管、膀胱、尿道反射區各100次，點按腦垂體、心、甲狀旁腺、甲狀腺反射區各50次，捏按上身淋巴腺、下身淋巴腺、胸部淋巴腺反射區各50次。每日1次，10日為1個療程。

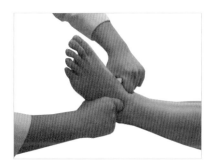

捏按上、下身淋巴腺反射區

日常生活提示

　　補充營養，多運動，尤其是多做手腳和腰部的運動。睡前泡泡澡，禦寒衣物要充足。

消除疲勞

總覺得很疲倦、身體慵懶時，首先應檢查是不是過度疲勞。在睡眠不足，營養失衡，精神緊張情況下容易出現慢性疲勞。如果生活沒有太大改變，最近卻突然覺得很疲勞、身體慵懶的話，可能是有內臟疾病。

足療取穴

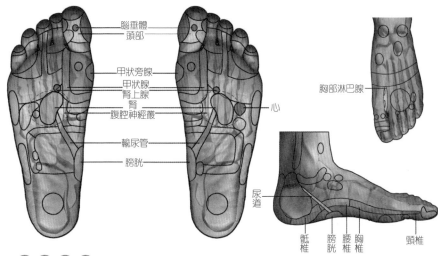

腦垂體
頭部
甲狀旁腺
甲狀腺
腎上腺
腎
腹腔神經叢
心
輸尿管
膀胱
尿道
胸部淋巴腺
骶椎　膀胱　腰椎　胸椎　頸椎

按摩方法

　　點按腎、腎上腺、腹腔神經叢、輸尿管、膀胱、尿道反射區各100次，刮動頭部（大腦）、腦垂體、心、甲狀腺反射區各50次，捏按甲狀旁腺、胸部淋巴腺、頸項、胸椎、腰椎、骶椎反射區各100次。每日1次，10日為1個療程。

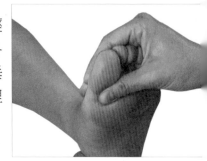

捏按頸項反射區

日常生活提示

　　保證充足睡眠，降低勞累程度，適量運動，適當娛樂。多食水果及富含蛋白質的食物。疲勞時可泡個熱水澡。

聰耳

每年的3月3日是中國愛耳日。據統計，中國目前有聽力、語言殘疾人2057萬，聽力減退也是困擾老年人的一大因素，其原因常跟藥物、雜訊、中耳炎及吸菸等有關。

足療取穴

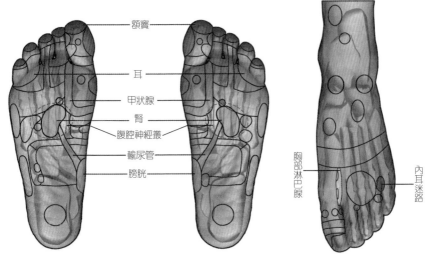

額竇
耳
甲狀腺
腎
腹腔神經叢
輸尿管
膀胱
胸部淋巴腺
內耳迷路

按摩方法

點按腎、腹腔神經叢、輸尿管、膀胱、耳反射區各100次，刮動額竇、內耳迷路反射區各100次，捏按甲狀腺、胸部淋巴腺反射區各50次。每日1次，10日為1個療程。

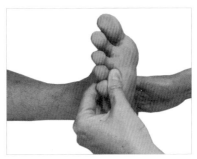

點按耳反射區

日常生活提示

儘量保持良好心境，避免或減少雜訊的干擾，平時不要用耳勺、火柴棒掏耳朵。可常喝核桃粥、芝麻粥、花生粥、豬腎粥等，對於保護聽力頗有裨益。應避免應用耳毒性藥物，如慶大黴素、鏈黴素、卡那黴素、新黴素等。

明目

視力又稱視銳度，其好壞直接影響人的勞動和生活能力，視力低於4.5（0.3）者讀寫困難，視力低於4.0（0.1）者許多勞動都不能參加，現世界衛生組織規定低於2.0（0.05）為盲。現代人由於熱衷上網和看電視，對視力危害較大。

足療取穴

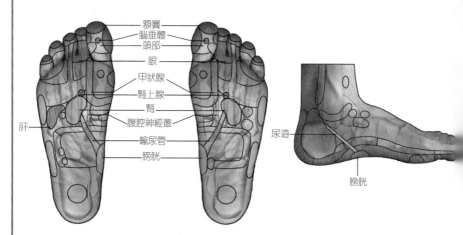

按摩方法

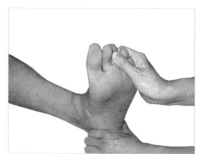

點按腎、腎上腺、腹腔神經叢、輸尿管、膀胱、尿道反射區各100次，點按並推動眼、頭部（大腦）、腦垂體、額竇反射區各50次，捏按甲狀腺、肝反射區各50次。每日1次，10日為1個療程。

點按眼反射區

日常生活提示

不吃或少吃辛辣刺激性食物，多吃一些清淡明目的食物，如芹菜、薺菜、馬蘭頭、決明子茶、綠豆粥等。每工作30分鐘讓眼睛適度休息一會兒。

促進食慾

食慾是對食物的渴望，是在期望進食時感覺到的一種愉快感。食慾減退是臨床常見症狀，多發生於情緒不佳、睡眠不足、疲倦、食品單調等情況。如果近期突然出現無明顯誘因且持續時間較長、不易恢復的食慾不振並伴有其他症狀時，則應提高警惕。

足療取穴

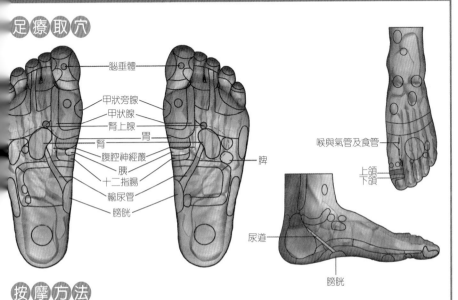

腦垂體
甲狀旁腺
甲狀腺
腎上腺
胃
腎
腹腔神經叢
胰
十二指腸
輸尿管
膀胱
脾
喉與氣管及食管
上頜
下頜
尿道
膀胱

按摩方法

點按腎、腎上腺、腹腔神經叢、輸尿管、膀胱、尿道反射區各100次，推按胃、胰、十二指腸、喉與氣管及食管、上頜、下頜、脾反射區各50次，捏按甲狀旁腺、甲狀腺、腦垂體反射區各50次。每日1次，10日為1個療程。

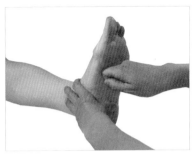

推按胃反射區

日常生活提示

起居有常，適當體育鍛鍊。注意保暖，飲食要定時定量，選擇營養豐富易消化的食物。不嗜菸酒。

健腦益智

人的大腦是最複雜和最具旺盛活力的一個器官，大腦的發達、健全狀況很大程度上決定著一個人的智力，可以表現在語言能力、感覺速度、空間定向及計算思維等方面。

足療取穴

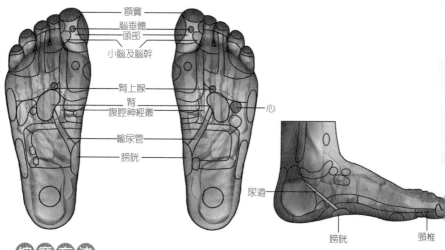

額竇
腦垂體
頭部
小腦及腦幹
腎上腺
腎
腹腔神經叢
心
輸尿管
膀胱
尿道
膀胱
頸椎

按摩方法

　　點按腎、腎上腺、腹腔神經叢、輸尿管、膀胱、尿道反射區各100次，刮動額竇、頭部（大腦）、腦垂體、小腦及腦幹、頸椎、心反射區各50次。每日1次，10日為1個療程。

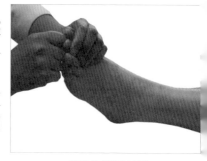

刮動額竇反射區

日常生活提示

　　適當運動，它是很好的神經安定劑，能使人心理更健康，頭腦更靈活。同時應保證充足的睡眠，多飲水。平時可食用一些健腦益智食品，如核桃、雞蛋、香蕉、蘋果、牛奶、豆製品、魚類等。

緩解壓力

現代生活由於生活節奏的加快和生存競爭的激烈，人們往往都會面臨巨大的壓力。不同的人，壓力來源不同，但表現都是一樣的，如果這種心情無法調節，就會形成抑鬱症，危害人的健康。

足療取穴

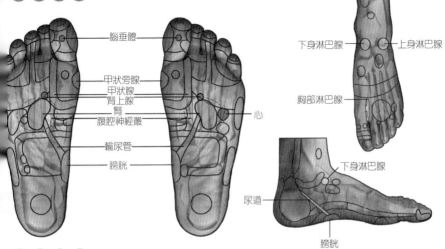

按摩方法

點按腎、腎上腺、腹腔神經叢、輸尿管、膀胱、尿道反射區各100次，刮動額竇、頭部（大腦）、腦垂體、心反射區各100次，點按甲狀腺、甲狀旁腺、胸部淋巴腺、上身淋巴腺、下身淋巴腺反射區各50次。每日1次，10日為1個療程。

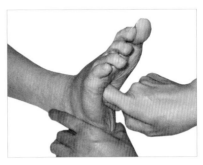

點按肝反射區

日常生活提示

用積極的態度面對壓力，適度地轉移和釋放壓力，可做一些體育運動，多與人溝通，保證充足的睡眠。

感冒

感冒是由多種病毒引起的常見呼吸道疾病，潛伏期一天左右。開始時病變局限於鼻咽部，引起咽部乾燥發癢、鼻塞、噴嚏、流涕、有時病變可向下發展，影響喉部、氣管、支氣管，因而出現聲音嘶啞、咳嗽、胸悶等症狀。

足療取穴

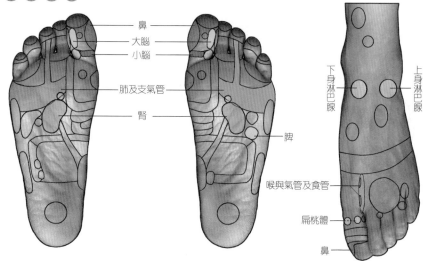

鼻
大腦
小腦
肺及支氣管
腎
脾
下身淋巴腺
上身淋巴腺
喉與氣管及食管
扁桃體
鼻

按摩方法

按揉雙足大腦、小腦、喉與氣管及食管、扁桃體、鼻反射區各100次，揉按脾、肺及支氣管、腎、上身淋巴腺、下身淋巴腺反射區各60次。每日按摩1～2次。

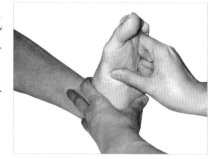

按揉肺及支氣管反射區

日常生活提示

平時要加強防寒保暖，室內空氣要流通。發病期間注意休息，多喝白開水。經常鍛鍊身體，保持情緒樂觀。感冒沒有炎症時，不要服用抗生素。

慢性支氣管炎

慢性支氣管炎是常見多發病，俗稱「老慢支」。凡每年咳嗽、咳痰或伴有喘息，持續3個月，並連續2年或以上者，排除心、肺等其他疾病，即可診斷為慢性支氣管炎。

足療取穴

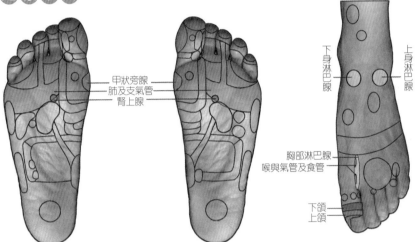

甲狀旁腺
肺及支氣管
腎上腺

下身淋巴腺
上身淋巴腺

胸部淋巴腺
喉與氣管及食管

下頜
上頜

按摩方法

按揉肺及支氣管、喉與氣管及食管、上頜、下頜反射區各100次，再按揉甲狀旁腺、腎上腺、上身淋巴腺、下身淋巴腺、胸部淋巴腺反射區各5分鐘。按摩時有酸痛感為度，每日按摩1次。

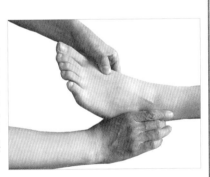

按揉喉與氣管及食管反射區

日常生活提示

平時注意保暖，尤其是下肢及足部，適當進行體育鍛鍊並儘量選擇不太激烈的運動項目，以利改善呼吸系統的機能，增強對寒冷和疾病的抵抗力。用手掌按順時針方向拍打背部，先輕後重，一圈拍打12下，連續拍打4～5圈，以背部發熱為宜。

支氣管哮喘

支氣管哮喘是呼吸道過敏性疾病，多發生於體質過敏者。發病原因是受到如魚蝦、花粉、皮毛及蟎等過敏物質的刺激後所產生的變態反應，致使支氣管痙攣而發病。其特徵為：突然發作、胸悶氣憋、喉中哮喘、咳吐大量泡沫狀痰液，呈陣發性，每次發作十幾分鐘，長則可達數小時，連綿多日。嚴重者發作時張口抬肩、喘息不止、痛苦異常。

足療取穴

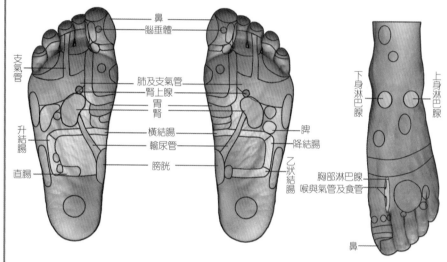

按摩方法

　　點按腎、膀胱、腎上腺、垂體反射區各200次，點按肺、支氣管、鼻、脾、胃、頭頸淋巴腺、腹部淋巴腺、盆腔淋巴腺反射區各100次，揉按喉與氣管及食管反射區各100次，推按胸部淋巴腺、輸尿管、肺及支氣管、升結腸、橫結腸、降結腸、乙狀結腸、直腸各100次。每日或隔日1次，每次按摩30～40分鐘，10次為1個療程。

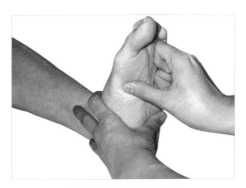

按揉肺及支氣管反射區

日常生活提示

　　平時要預防感冒，保持穩定良好的情緒。避免受刺激，戒菸戒酒，飲食清淡。平時積極參加體育鍛鍊，適當吃一些潤肺養腎的食品，如蓮子、栗子、枇杷、梨、馬鈴薯、銀耳、胡桃、豬肺、羊肉等。

肺氣腫

肺氣腫是中老年人的常見病，不易根治。以呼吸困難爲主要症狀。早期僅在勞累後出現呼吸困難。病情較重者，一般勞動或活動，即可引起呼吸困難，甚至靜臥時也可出現。患者十分痛苦，多見於吸菸男性。

足療取穴

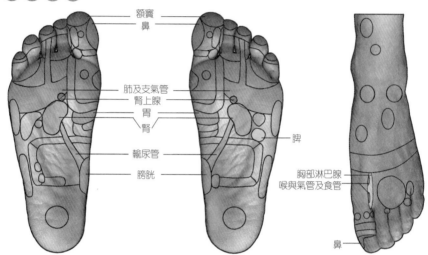

額竇
鼻

肺及支氣管
腎上腺
胃
腎
脾
輸尿管
膀胱

胸部淋巴腺
喉與氣管及食管

鼻

按摩方法

點按腎上腺、腎、輸尿管、膀胱反射區各100次，按揉肺及支氣管、鼻、額竇、脾、胃、喉與氣管及食管、胸部淋巴腺反射區各50次。每日1次，10天爲1個療程。

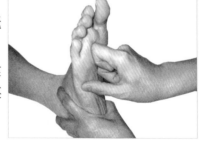

按揉肺反射區

日常生活提示

平時要預防感冒，保持穩定良好的情緒，避免受刺激，戒菸戒酒，飲食清淡，平時積極參加體育鍛鍊，適當吃一些潤肺養腎的食品，如蓮子、栗子、枇杷、梨、馬鈴薯、銀耳、胡桃、豬肺、羊肉等。

咳嗽

咳嗽是肺系疾病的主要症狀之一，是一種保護性的反射動作。咳嗽能把呼吸道過多的分泌物順著氣流排出體外。但是，咳嗽日久會耗散肺氣，所以必須及時防治。

足療取穴

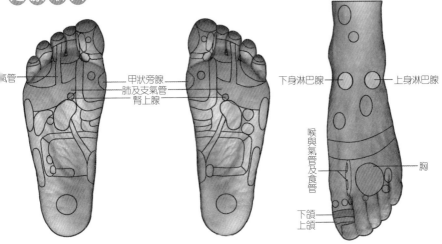

按摩方法

按揉肺及支氣管、喉與氣管及食管、胸、上頜、下頜反射區各100次，再按揉甲狀旁腺、腎上腺、上身淋巴腺、下身淋巴腺、胸部淋巴腺反射區各200次。按摩時以酸痛感為度，每天按摩1次。適用於急、慢性支氣管炎引起的咳嗽。

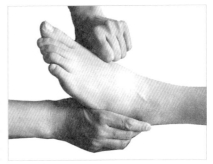

按揉喉、氣管反射區

日常生活提示

平時注意保暖，尤其是下肢及足部，適當進行體育鍛鍊並儘量選擇不太激烈的運動項目，以利改善呼吸系統的功能，增強對寒冷和疾病的抵抗力。

高血壓

高血壓是以動脈血壓持續性增高爲主要臨床表現。凡在安靜時收縮壓≥140毫米汞柱（18.7千帕），舒張壓≥90毫米汞柱（12.0千帕），即可診斷爲高血壓。初期常無自覺症狀，有時偶有頸部或頭部脹痛、頭暈、眼花、心慌、胸悶等。後期可出現心、腦、腎方面的症狀。本症不僅是常見的心血管疾病，還是冠心病、心肌梗塞甚至危及生命的主要因素。

足療取穴

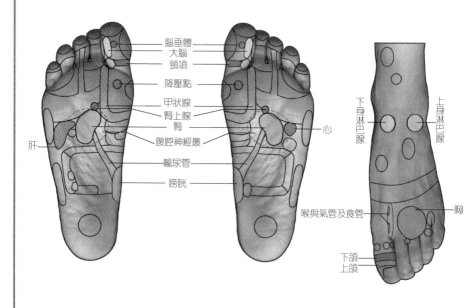

按摩方法

　　點按腎、腎上腺、膀胱、大腦、腦垂體、頸項反射區各100次，按壓心、肝、甲狀腺、降壓點、腹腔神經叢、內耳迷路、胸、喉與氣管及食管、上頜、下頜、上身淋巴腺、下身淋巴腺反射區各150次，推按輸尿管反射區50次，按摩時以患者局部酸脹麻痛感爲度。每日1次，10天爲1個療程。

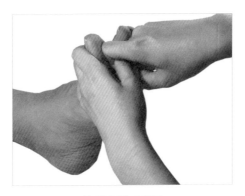

按揉大腦反射區

日常生活提示

　　注意勞逸結合，保持良好的情緒。在醫生指導下用藥，勿濫停藥物。少食辛辣刺激及富含膽固醇的食物，戒菸酒。飲食要清淡，合理攝入食鹽，嚴格限制其攝取量，多吃海產品、水果、蔬菜等。父母雙方都患有高血壓，其子女每季應進行1次身體檢查，隨時發現，隨時治療。

低血壓

凡收縮壓低於90毫米汞柱（12千帕）和舒張壓低於60毫米汞柱（8千帕）的稱為低血壓。多見於中老年，女性更多。一般表現為晨起自覺疲乏、手足冰冷、氣短、站立時頭暈，常有貧血及月經不調等。

低血壓可分為原發性低血壓、體位性低血壓、繼發性低血壓、內分泌病變所致的低血壓、餐後性低血壓。

足療取穴

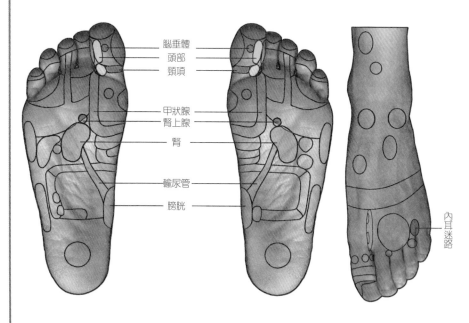

腦垂體
頭部
頸項
甲狀腺
腎上腺
腎
輸尿管
膀胱
內耳迷路

按摩方法

按壓腎、膀胱、腎上腺、頭部、內耳迷路反射區各100次，推按輸尿管、頸項反射區各50次，點壓甲狀腺、腦垂體反射區各100次。按摩時，速度要均勻，力度要適中，以局部有酸麻脹痛感為宜。每日1次，10天為1個療程。

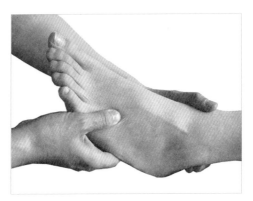

按壓內耳迷路反射區

日常生活提示

平時應加強運動，增強體質。加強營養，多食易消化富含蛋白質的食物，如雞蛋、魚、乳酪、牛奶等。還應多喝湯，多飲水，增加鹽分攝入。

早上起床時，應緩慢地改變體位，防止血壓突然下降。每天都進行單腳跳躍，開始時跳躍20～30次，以後逐漸增加，以不累為度。

高血脂症

高血脂症指血液中一種或多種脂質成分異常增高，如膽固醇增高的稱爲高膽固醇血症；甘油三酯增高的稱爲高甘油三酯血症。高血脂症是動脈硬化的主要發病原因之一。隨著人們生活水準的提高以及人口老齡化的發展趨勢，本症的發病率逐年增高。

足療取穴

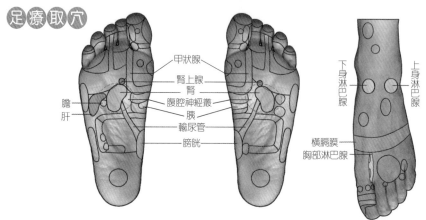

甲狀腺
腎上腺
腎
腹腔神經叢
胰
輸尿管
膀胱
膽
肝

下身淋巴腺
上身淋巴腺
橫膈膜
胸部淋巴腺

按摩方法

　　按壓腎、輸尿管、膀胱反射區各100次，推揉腎上腺、腹腔神經叢、甲狀腺、肝、膽、腎、胰、橫膈膜、胸部淋巴腺、上身淋巴腺、下身淋巴腺反射區各150次。按摩時，以患者有得氣感爲度。每日1次，每次按摩40分鐘，10次爲1個療程。

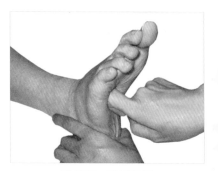

推揉肝、膽反射區

日常生活提示

　　保持心情舒暢，避免過度緊張、激動、生氣等。飲食要清淡，少吃油膩及刺激性食物，同時忌菸酒。適當進行諸如太極拳類的體育鍛鍊。

冠心病

冠心病是「冠狀動脈粥樣硬化性心臟病」的簡稱。由於脂類代謝異常引起冠狀動脈內膜形成粥樣斑塊，導致血管狹窄或梗阻，影響冠狀動脈血液循環，使心肌缺血、缺氧乃至壞死所造成的疾病。臨床表現爲自覺心前區悶脹，重者可出現心絞痛，並放射至肩、上肢、背、牙齒等區域，有時伴有四肢厥冷或氣短、發紺等症狀。疼痛呈短時性發作或持續性。如冠狀動脈內徑變窄、血流緩慢，有血栓形成時，供應心肌的血流完全中斷，以致部分心肌嚴重缺血、缺氧，甚至發生壞死，形成心肌梗塞而猝死。應及時送醫院搶救。

足療取穴

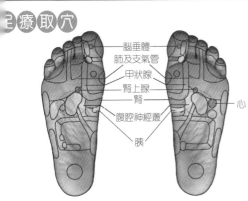

脳垂體
肺及支氣管
甲狀腺
腎上腺
腎
心
腹腔神經叢
胰

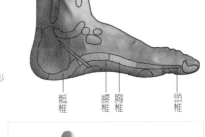

骶椎　腰椎　胸椎　頸椎

安摩方法

點按心、腎上腺、腦垂體、胰、胸椎、腰椎、骶椎、腹腔神經叢反射區各 100 次，按壓頸椎反射區 50 次，刮壓甲狀腺、腹腔神經叢反射區各 50 次。按壓湧泉穴 100 次。按摩時，以局部有酸麻脹痛感爲度。

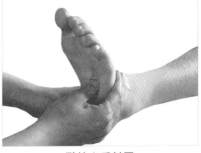

點按心反射區

日常生活提示

應在醫生指導下用藥，保持心情舒暢，避免過度緊張、激動、生氣等。飲食要清淡，少吃油膩及刺激性食物，同時忌菸酒。適當進行諸如太極拳類的體育鍛鍊。

心動過速

凡成人心率每分鐘超過100次以上，稱爲心動過速。心動過速發作時，自覺內心忐忑不安、氣短、胸悶、頭暈。如心率過快或發作時間過長，有可能發生休克或心功能不全。平臥休息後可減輕。發作時間不等，有的發作僅數分鐘，有的持續數小時甚至數日。有的幾年才發作一次，有的卻一天發作多次。

足療取穴

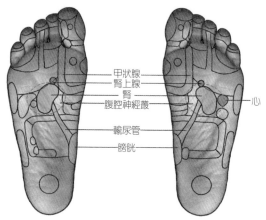

甲狀腺
腎上腺
腎
腹腔神經叢
輸尿管
膀胱
心

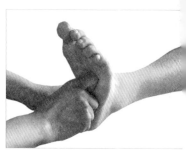

點按心反射區

按摩方法

點按心、腎、腎上腺、膀胱、腹腔神經叢、甲狀腺反射區各100次，推按輸尿管反射區50次。按摩時，速度要均勻，力度要適中，以局部有酸麻脹痛感爲度。每日1～2次，10天爲1個療程。

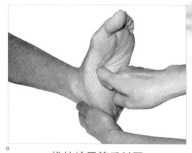

推按輸尿管反射區

日常生活提示

保持心情舒暢，避免過度緊張、激動、生氣等。飲食要清淡，少吃油膩及刺激性食物，同時忌菸酒。適當進行諸如太極拳類的體育鍛鍊。

心動過緩

成人心率低於每分鐘60次，即為心動過緩。常出現在久經體育鍛鍊或強體力勞動者，是迷走神經興奮的一種表現，而非心臟病。少數也可見於顱內壓增高、阻塞性黃疸、流行性感冒以及其他急性傳染病的恢復期。

足療取穴

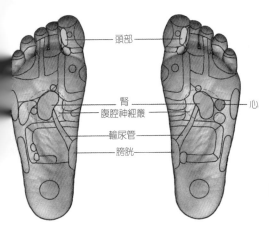
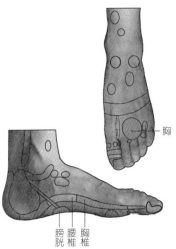

按摩方法

點按心、腎、膀胱、腹腔神經叢、頭部反射區各100次，推按輸尿管、胸、胸椎、腰椎反射區各50次。按摩時，速度要均勻，力度要適中，以局部有酸麻脹痛感為度。每日1～2次，10天為1個療程。

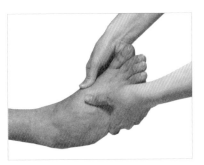

推按胸反射區

日常生活提示

保持心情舒暢，避免過度緊張、激動、生氣等。飲食要清淡，少吃油膩及刺激性食物，同時忌菸酒。適當進行諸如太極拳類的體育鍛鍊。

早搏

早搏又稱期前收縮、期外收縮、額外收縮，是一次或多次提前出現的心跳。嚴重者可猝然死亡，千萬不可掉以輕心。

發現時，可用力咳嗽自救。一次咳嗽釋放的能量遠遠超過室速除極所需的能量，但是單次咳嗽很少成功，必須連續用力咳嗽才能奏效。

足療取穴

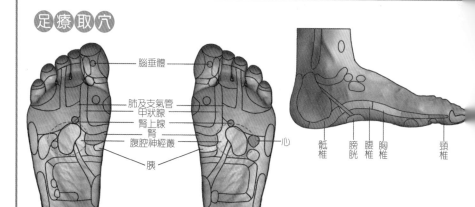

腦垂體

肺及支氣管
甲狀腺
腎上腺
腎
腹腔神經叢
胰

心

骶椎　膀胱　腰椎　胸椎　頸椎

按摩方法

點按心、腎上腺、腦垂體、胃、胰、胸椎、腰椎、骶椎反射區各100次，按壓頸椎反射區50次，刮壓甲狀腺、腹腔神經叢反射區各

點按腹腔神經叢反射區

50次。按壓湧泉穴100次。按摩時，以局部有酸麻脹痛感為度。

日常生活提示

保持心情舒暢，避免過度緊張、激動、生氣等。飲食要清淡，少吃油膩及刺激性食物，同時忌菸酒。適當進行諸如太極拳類的體育鍛鍊。

動脈粥樣硬化

人體的動脈由於年齡的增大及動脈壁沉積過量的膽固醇，會造成動脈內壁隆起白色硬塊，如粥狀，故稱動脈粥樣硬化。動脈粥樣硬化主要發生在大、中型動脈。相對而言，發生在大動脈，危險性較小，而發生在中型動脈，如心臟的冠狀動脈，常會引起管腔狹窄，血液流動不暢，甚至造成阻塞，使心臟肌肉局部缺血、缺氧而出現心絞痛等症狀。腦動脈硬化會出現腦血管意外與精神症狀改變，致使腦組織變性、壞死而導致彌漫性腦損害。

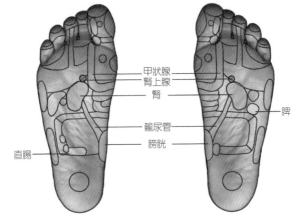

甲狀腺
腎上腺
腎
脾
輸尿管
膀胱
直腸

足療取穴

按摩方法

按揉甲狀腺、脾反射區各100次；按壓腎、輸尿管、膀胱、腎上腺、直腸反射區各150次。按摩時患者以有得氣感為度。每日1～2次，每次按摩40分鐘，10次為1個療程。

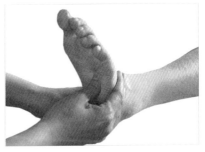

按揉脾反射區

日常生活提示

保持心情舒暢，避免過度緊張、激動、生氣等。飲食要清淡，少吃油膩及刺激性食物，同時忌菸酒。適當進行諸如太極拳類的體育鍛鍊。經常吃山楂，可以抗動脈硬化。

風濕性心臟病

風濕性心臟病是急性風濕熱引起心臟炎後遺留下來，並以瓣膜病爲主的心臟病。一般多侵犯二尖瓣和主動脈瓣，使其發生狹窄或關閉不全，導致血液循環的障礙，最後引起心功能不全。是我國成年人常見的器質性心臟病，尤以女性患病爲多。

輕度患者可無症狀，或僅有輕微症狀，能勝任一般體力勞動。後期可出現呼吸困難，常在活動後發生。嚴重者不能平臥，甚至痰中帶血，也可大口咯出鮮紅色血或粉紅色泡沫痰。後期可出現氣急、水腫、咳嗽等心功能不全的症狀。

足療取穴

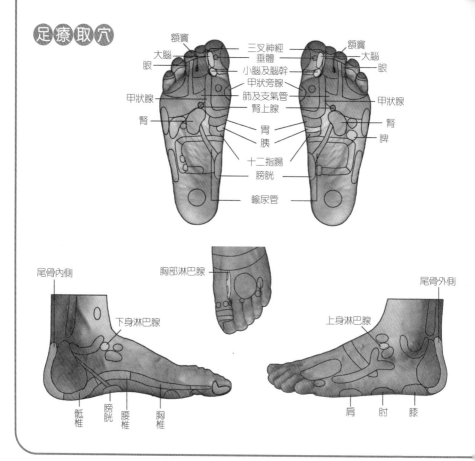

按摩方法

按揉腎上腺、腎、輸尿管、膀胱反射區各100次，按揉胃、胰、十二指腸、大腦、小腦及腦幹、額竇、三叉神經、肺、眼反射區各100次，按揉腦垂體、甲狀腺、甲狀旁腺、胸腺、脾、上身淋巴腺、下身淋巴腺、胸椎、腰椎、骶椎、尾椎內側、尾椎外側、肩、肘、膝反射區各50次，每日1次，10次為1個療程。

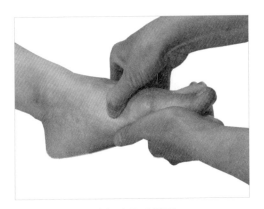

按揉胸椎反射區

日常生活提示

注意保暖，保持心情舒暢，避免過度緊張、激動、生氣等。飲食要清淡，少吃油膩及刺激性食物，同時忌菸酒。適當進行諸如太極拳類的體育鍛鍊。

貧血

貧血是指循環血液中,紅細胞和血紅蛋白量低於正常。如男性紅細胞數低於400萬／立方毫米,血紅蛋白量低於12克／升;女性紅細胞數低於350萬／立方毫米,血紅蛋白量低於10.5克／升則為貧血。臨床表現為皮膚和黏膜顏色蒼白、疲乏無力、頭暈眼花、耳鳴、記憶力減退,嚴重者可出現暈厥、活動後心悸、氣短、胸悶、噁心、嘔吐、食慾不振、腹脹、腹瀉等症。

足療取穴

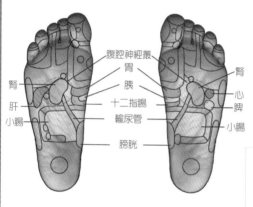

腹腔神經叢
胃
胰
腎
肝
小腸
十二指腸
輸尿管
膀胱
腎
心
脾
小腸

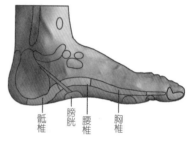

骶椎
膀胱
腰椎
胸椎

按摩方法

按揉腹腔神經叢、腎、輸尿管、膀胱反射區各100次,用輕、中度手法按壓脾、心、胃、胰、十二指腸、小腸、肝、腰椎、胸椎、骶椎反射區各50次。按摩時,以患者有得氣感為度。每日1次,每次按摩45分鐘,10天為1個療程。

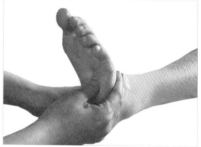

按揉脾反射區

日常生活提示

注意原發病的治療,保持心情舒暢,避免過度緊張、激動、生氣等。飲食要清淡,少吃油膩及刺激性食物,加強營養,避免疲勞。

頭痛、偏頭痛

頭痛是一種常見症狀，可由許多疾病所引起。現代醫學認為，頭痛與顱內、外痛覺感受器受到刺激有關。中醫認為，臟腑經絡病變都能引起頭痛。因為「頭為諸陽之會」。發生頭痛的原因很多，主要分為內傷和外感頭痛，應注意辨別。偏頭痛發作前一般有視覺先兆，如閃光、黑矇或眩暈，可持續數小時至數天。腰椎穿刺後的頭痛為裂開性，枕部疼痛更甚，坐起時疼痛劇烈，平臥後稍減輕或消失，可持續半個月甚至數月。青光眼疼痛自眼球開始，漸向頭部放射。高血壓頭痛為間歇性發作，大多在晨起與疲勞時發生。

足療取穴

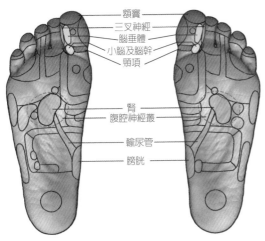

- 額竇
- 三叉神經
- 腦垂體
- 小腦及腦幹
- 頸項
- 腎
- 腹腔神經叢
- 輸尿管
- 膀胱

按摩方法

點按腎、輸尿管、膀胱反射區各100次，手法宜輕揉，再用中、重度手法按揉腹腔神經叢、大腦、額竇、小腦及腦幹、三叉神經、頸項反射區各150次，按摩時有酸脹痛感為宜。每日1次，10天為1個療程。

日常生活提示

頭痛時，用熱水洗手、泡腳，熱水的溫度已能夠忍受為度。旋轉頭部運動：端坐，頭部向上、向下、向左、向右正轉、反轉各10次。

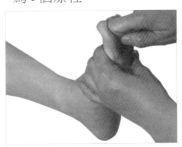

按揉大腦反射區

眩暈

「眩」是眼花，「暈」是頭暈，兩者常同時並見，故稱「眩暈」。輕者閉目片刻即止，重則天旋地轉不定，無法站立，即使臥床也不敢動彈。伴有噁心嘔吐、出汗、甚至昏倒等症狀。中風先兆也有眩暈的症狀，應提高警惕，及時去醫院治療。

足療取穴

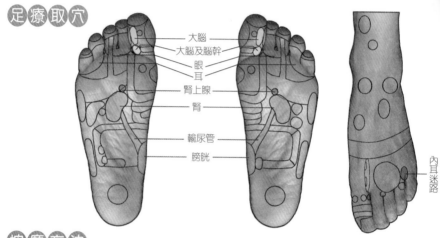

大腦
大腦及腦幹
眼
耳
腎上腺
腎
輸尿管
膀胱
內耳迷路

按摩方法

點按腎、膀胱、腎上腺反射區各150次，用中、重度手法按壓大腦、小腦、腦幹、內耳迷路、耳、眼反射區各100次。按摩時，速度要均勻、力量要適中，局部有酸麻脹痛感為度。每日1次，10天為1個療程。

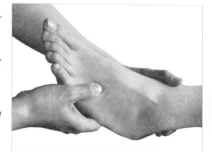

按揉內耳迷路反射區

日常生活提示

每天早、晚堅持用10個手指並列在額上端髮際處，往百會穴梳60次，再敲百會穴60下。然後活動頭顱，前俯後仰、左右擺頭後再左右轉頭，循環重複，再反方向做，共做30次。適當地進行些鍛鍊，如養魚、種花、散步、練太極拳、保健操、練氣功等。

失眠

失眠是常見的一種睡眠障礙，指經常性睡眠不足，或不易入睡，或睡而易醒，或醒後不能再度入睡，甚至徹夜不眠，伴有頭暈、心悸、健忘、神疲乏力、腰酸耳鳴、食慾不振以及遺精、陽痿等症。臨床檢查多無器質性病變。

足療取穴

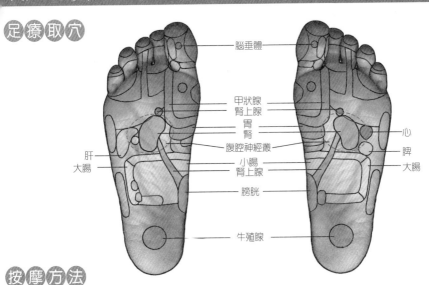

- 腦垂體
- 甲狀腺
- 腎上腺
- 胃
- 腎
- 腹腔神經叢
- 小腸
- 腎上腺
- 膀胱
- 生殖腺
- 肝
- 大腸
- 心
- 脾
- 大腸

按摩方法

點按腎、膀胱、腎上腺、腦垂體、甲狀腺、心、肝、脾、胃、大腸、小腸、失眠點、生殖腺反射區各100次，由足趾向足跟方向推按輸尿管50次。按摩時，速度要均勻，局部感到酸脹痛感為宜。每日1次，10天為1個療程。

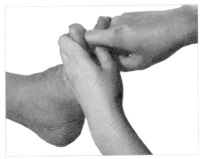

按揉垂體反射區

日常生活提示

合理安排休息與活動。一般患者宜適當地進行些鍛鍊，如養魚、種花、散步、練太極拳、保健操、練氣功等，每晚睡前搓雙腳心各100下、摩腹100下，能促進快速入睡。

嗜睡

嗜睡亦名「多寐」。終日酣睡，旋醒旋睡，自覺頭昏腦漲、神疲乏力。首先應排除腦部及神經系統疾病。如果不是器質性疾病，方可使用下列方法。

足療取穴

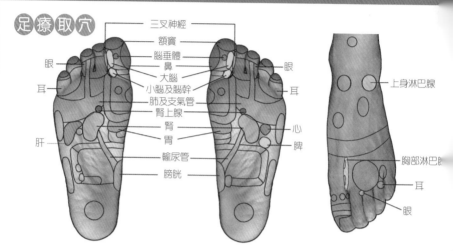

三叉神經
額竇
眼
腦垂體
鼻
大腦
耳
小腦及腦幹
肺及支氣管
腎上腺
肝
腎
胃
輸尿管
膀胱
眼
耳
心
脾
上身淋巴腺
胸部淋巴腺
耳
眼

按摩方法

點按腎、腎上腺、膀胱、胸部淋巴腺、上身淋巴腺、額竇、三叉神經、眼、鼻、耳、支氣管反射區各100次，按揉大腦、小腦、腦幹、腦垂體、心、肝、脾、肺反射區及脊柱反射區各100次，推揉輸尿管反射區50次。按摩時力量要適中，速度

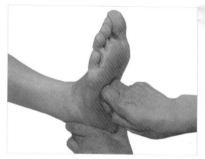

按揉肝反射區

要均勻，使局部有酸脹麻痛感為宜。每日1次，10天為1個療程。

日常生活提示

每天早、晚堅持用10個手指並列在額上端髮際處，往百會穴梳60次，再敲百會穴60下。然後活動頭顱，前俯後仰、左右擺頭後再左右轉頭，循環重複，再反方向做，共做30次。適當地進行些鍛鍊，如養魚、種花、散步、練太極拳、保健操、練氣功等。

健忘

大腦是容易疲勞的器官，如果不注意適當地休息，可引起記憶力減退、思維能力下降、反應遲鈍、經常丟三拉四。隨著年齡的增長，大腦皮層功能逐漸減弱，記憶力減退及健忘更為明顯。

足療取穴

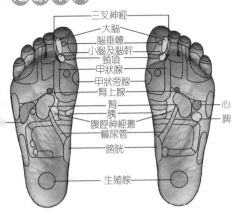

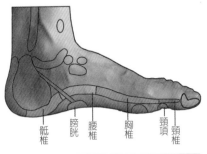

按摩方法

　　點按腎、腎上腺、膀胱、甲狀腺、甲狀旁腺、腹腔神經叢各反射區各100次，按揉心、肝、脾、胰、生殖腺、大腦、小腦及腦幹，

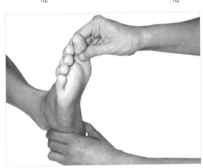

按揉小腦及腦幹反射區

腦垂體反射區各100次，推按輸尿管、三叉神經、頸項、脊柱反射區各150次。按摩時力量要適中，速度要均勻，使局部有酸脹麻痛感為宜。每日1次，10天為1個療程。

日常生活提示

　　每天早、晚堅持用10個手指並列在額上端髮際處，往百會穴梳60次，再敲百會穴60下。然後活動頭顱，前俯後仰、左右擺頭後再左右轉頭，循環重複，再反方向做，共做30次。適當地進行些鍛鍊，如養魚、種花、散步、練太極拳、保健操、練氣功等。

腦萎縮

腦萎縮是老年腦質性精神病的一種。通常男性60歲以上，女性55歲以上，由於腦隨著全身的衰老而發生慢性進行性智慧衰退，腦組織發生器質性病變，導致腦神經功能障礙，從而出現精神呆滯、記憶力減退、健忘、反應遲鈍、語言錯亂、行走不穩、行為異常、手足震顫、易怒、好猜疑等。

嚴重者生活不能自理，明顯呆傻、不能主動進食、大小便失禁、常臥床或呆坐、智慧與體能全面癱瘓，需要專人護理，此時稱為老年癡呆。

足療取穴

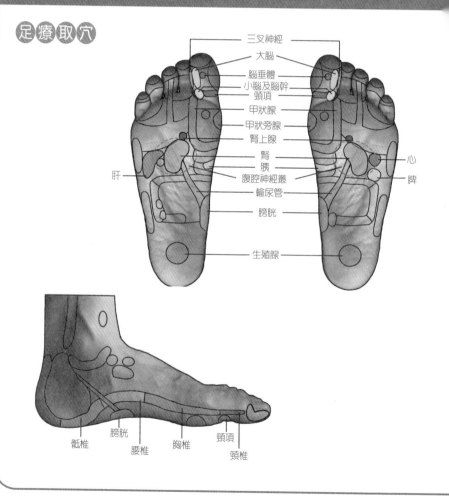

三叉神經
大腦
腦垂體
小腦及腦幹
頸項
甲狀腺
甲狀旁腺
腎上腺
腎
胰
腹腔神經叢
輸尿管
膀胱
生殖腺
心
脾
肝

骶椎
膀胱
腰椎
胸椎
頸項
頸椎

按摩方法

　　點按腎、腎上腺、膀胱、甲狀腺、甲狀旁腺、腹腔神經叢各反射區各100次，按揉心、肝、脾、胰、生殖腺、大腦、小腦及腦幹，腦垂體各反射區各100次，推按輸尿管、三叉神經、頸項、脊柱反射區各150次。

　　按摩時力量要適中，速度要均勻，使局部有酸脹麻痛感為宜。每日1次，10天為1個療程。

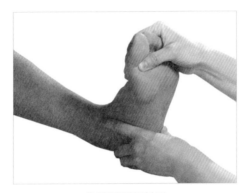

推按頸項反射區

日常生活提示

　　每天早、晚堅持用10個手指並列在額上端髮際處，往百會穴梳60次，再敲百會穴60下。然後活動頭顱，前俯後仰、左右擺頭後再左右轉頭，循環重複，再反方向做，共做30次。適當地進行些鍛鍊，如養魚、種花、散步、練太極拳、保健操、練氣功等。

中風後遺症

中風後遺症多為半身不遂，又稱偏癱，是因中風引起的一側肢體癱瘓的後遺症。表現為口舌喎斜、語言謇澀、口角流涎、吞嚥困難等症狀。

足療取穴

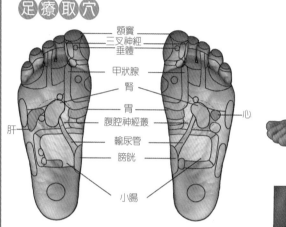

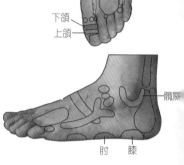

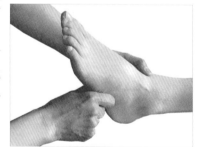

按摩方法

點按腎、輸尿管、膀胱、腹腔神經叢反射區各100次，按揉額竇、上頜、下頜、三叉神經、肝、心、甲狀腺、腦垂體、小腸、胃、肩、肘、膝、髖關節、脊椎各段組反射區各150次。按摩時，患者局部有酸脹麻痛感為度。每日1次，每次按摩50分鐘，10天為1個療程。

日常生活提示

平時注意調理飲食結構，不要過度勞累、熬夜，應積極進行疏通經絡的按摩。合理安排休息與活動。宜適當地進行些鍛鍊，如養魚、種花、散步、練太極拳、保健操、練氣功等。

按揉肘反射區

三叉神經痛

三叉神經痛可分爲原發性和繼發性兩種。原發性三叉神經痛具有突然性、短暫性、週期性發作的特點。女性多於男性。發作時三叉神經分佈區域內發生短暫的、陣發性的劇烈疼痛，短則幾秒鐘，長可達半小時。嚴重者終日斷斷續續地疼痛，反覆發生，大多爲單側發生。

足療取穴

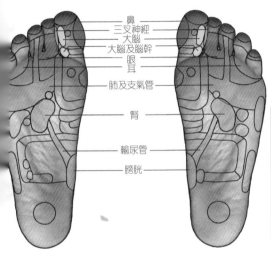

鼻
三叉神經
大腦
大腦及腦幹
眼
耳
肺及支氣管
腎
輸尿管
膀胱

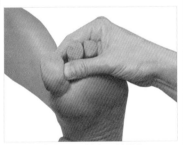

點按三叉神經反射區

按摩方法

　　點按三叉神經、大腦、腦幹反射區各100次，按揉腎、膀胱反射區各50次，推按輸尿管、肺反射區各50次，點按鼻、眼、耳、口反射區各30次。按摩力度以局部有酸麻脹痛感爲宜。每日2次，10天爲1個療程。

日常生活提示

　　疼痛發作時，用熱水洗手、泡腳，熱水的溫度以能夠忍受爲度。宜適當地進行些鍛鍊，如養魚、種花、散步、練太極拳、保健操、練氣功等。

面神經癱瘓

面神經癱瘓又稱面癱，俗稱吊線風，可發生於任何年齡和任何季節。多發生於一側，雙側發病者較少見。臨床上分為中樞性和周圍性兩種。中樞性面神經麻痹可由腦血管疾病（腦出血、腦梗塞）、腦腫瘤等所致。周圍性面神經麻痹可由面神經炎所引起。

在此討論僅限於後者，診斷明確後方可參照下列治療方法。

足療取穴

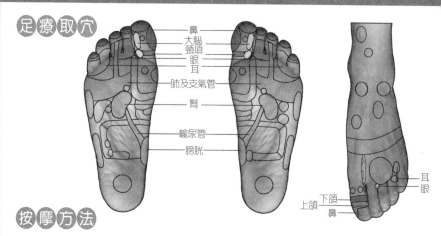

鼻
大腦
頸項
眼
耳
肺及支氣管
腎
輸尿管
膀胱
耳
眼
上頜
下頜
鼻

按摩方法

點按腎、膀胱、肺、大腦反射區各100次，推按輸尿管反射區50次，按壓頸項、上頜、下頜、鼻、眼、耳、頭頸淋巴結反射區各50次。按摩時，速度要均勻，力度要適中，以局部有酸麻脹痛感為度。每日1次，10天為1個療程。

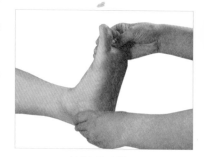

按揉眼反射區

日常生活提示

可配合局部按摩進行治療：按揉合谷、內庭、足三里共3分鐘，再用拇指推壓患側額部到太陽穴5分鐘，按揉聽宮、聽會、下關、地倉、迎香、四白共5分鐘。按揉患側面頰部位，由鼻側揉到近耳廓處，反覆數遍，以有熱感為宜。

肋間神經痛

肋間神經痛指一個或幾個肋間部位沿肋間神經的分佈發生經常性疼痛，並有發作性加劇的特徵，常伴有相應皮膚區的感覺過敏以及肋骨邊緣的壓痛。

足療取穴

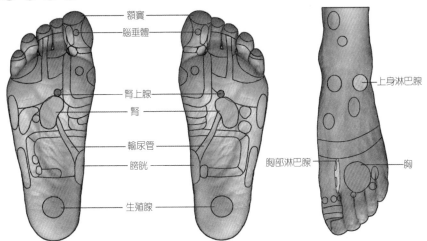

額竇
腦垂體
腎上腺
腎
輸尿管
膀胱
生殖腺
上身淋巴腺
胸部淋巴腺
胸

按摩方法

　　按壓腎、腎上腺、膀胱、腦垂體、生殖腺（卵巢）、額竇、上身淋巴腺反射區各100次，推按輸尿管、胸、胸部淋巴腺反射區各50次。每日1次，10天為1個療程。按摩時，局部有酸麻脹痛得氣感為宜。

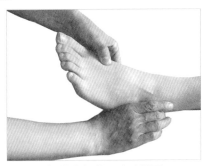

推按胸部淋巴腺反射區

日常生活提示

　　合理安排休息與活動，宜適當地進行些鍛鍊，如養魚、種花、散步、練太極拳、保健操、練氣功等，注意生活起居，避免感冒。

甲狀腺功能亢進

甲狀腺功能亢進簡稱甲亢，是由於多種因素引起的甲狀腺激素分泌過多所致的一種常見內分泌疾病。主要表現為頸部甲狀腺呈瀰漫性腫大、多食易饑、形體消瘦、怕熱、心悸、多汗、全身倦怠乏力，常伴有低熱、體重明顯減輕、多語、情緒激動、煩躁、失眠、面部潮紅、震顫、手心熱、眼球突出，大多數雙側或一側較為明顯。但並非都有突眼。活動後氣促、心前區鈍痛，女性可有月經紊亂。

足療取穴

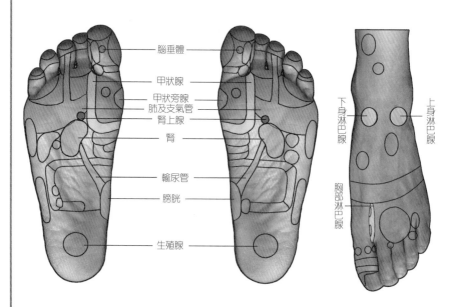

腦垂體
甲狀腺
甲狀旁腺
肺及支氣管
腎上腺
腎
輸尿管
膀胱
生殖腺

下身淋巴腺
上身淋巴腺
胸部淋巴腺

按摩方法

推按甲狀腺反射區100次，點按甲狀旁腺、腎、膀胱、腦垂體、腎上腺、生殖腺以及各淋巴腺反射區各100次，推按輸尿

管、肺反射區各100次。按摩時，速度要均勻，力度要適度，按摩局部有酸麻脹痛感為度。每日1次，10天為1個療程。

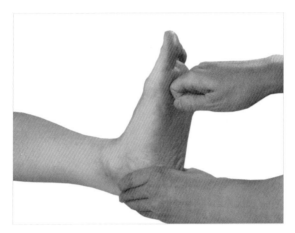

推按甲狀腺反射區

日常生活提示

保持心情舒暢，避免過度緊張、激動、生氣等。飲食要清淡，少吃油膩及刺激性食物，加強營養，避免疲勞。宜適當地進行些鍛鍊，如養魚、種花、散步、練太極拳、保健操、練氣功等。

配合局部按摩：先用指尖按壓三陰交、足三里、豐隆、太谿、風池穴各1分鐘，再用指腹順時針方向按摩各36次，每天2次。

肥胖症

肥胖症是指人體脂肪過多，堆積於皮下組織，形成體態臃腫、行動不便，久之會導致糖尿病、高血脂、高血壓等病。

足療取穴

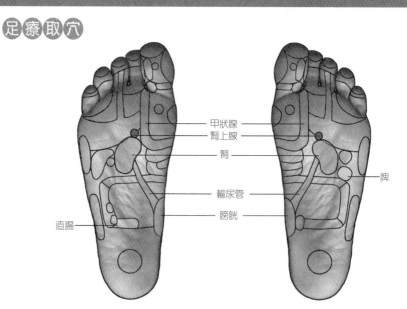

- 甲狀腺
- 腎上腺
- 腎
- 脾
- 輸尿管
- 膀胱
- 直腸

按摩方法

揉按甲狀腺、脾反射區各100次。按壓腎、輸尿管、膀胱、腎上腺、直腸反射區各50次。按摩時患者以有得氣感為度。每日1～2次，每次按摩40分鐘，10天為1療程。

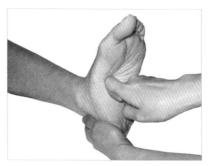

按壓輸尿管反射區

日常生活提示

應適當節食。每天多進食25克食物，一年可增重3公斤。選擇能消耗熱量的運動，如長跑、打球等。無論節食還是運動都要持之以恆。

糖尿病

糖尿病是由於胰島素分泌相對或絕對不足而引起的糖、脂肪、蛋白質代謝紊亂的全身性疾病。典型症狀為「三多」、「一少」。「三多」即多食、多飲、多尿。「一少」即體重減少，消瘦。還有乏力、全身抵抗力降低、皮膚、外陰瘙癢、四肢麻木、月經失調、陽痿等症。嚴重者可合併肺結核、多發性瘡癤、高血壓、動脈硬化、末梢神經炎、白內障等疾病。本病多發於中年人，類似於中醫所說的「消渴」。

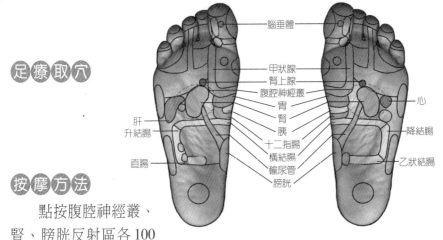

足療取穴

（圖中標示：腦垂體、甲狀腺、腎上腺、腹腔神經叢、胃、腎、胰、十二指腸、橫結腸、輸尿管、膀胱、心、降結腸、乙狀結腸、肝、升結腸、直腸）

按摩方法

點按腹腔神經叢、腎、膀胱反射區各100次，推按輸尿管反射區50次，按壓胃、十二指腸、大腸各區、肝、心、腦垂體、甲狀腺反射區各100次。每日1次，10天為1個療程。按摩時，速度要均勻，力量要適中。以局部有酸脹麻痛感為度。

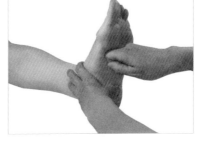

按壓胃反射區

日常生活提示

飲食治療是糖尿病病人不可忽視的重要方面，忌暴飲暴食，忌高糖、油膩、辛辣食品。同時保持心情舒暢，堅持體育鍛鍊。養成良好的衛生習慣，注意皮膚清潔。

急性胃腸炎

急性胃腸炎多因暴飲暴食或吃不潔食物所引起，多在進食污染食品後數小時內發生。主要症狀為腹痛、腹瀉、噁心、嘔吐等。腹瀉次數從數次到幾十次不等。大便稀薄或如水樣或如蛋花樣，上腹部及臍周壓痛。嚴重者可有發熱、脫水，甚至血壓下降、肌肉痙攣等現象。

足療取穴

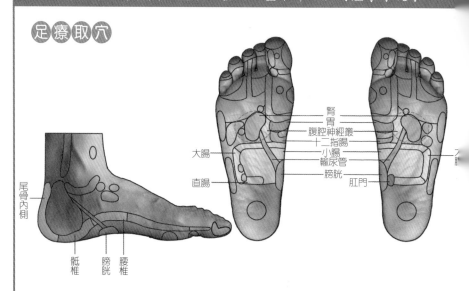

腎
胃
腹腔神經叢
十二指腸
大腸
小腸
輸尿管
直腸
膀胱
肛門

尾骨內側

骶椎　膀胱　腰椎

按摩方法

按揉腹腔神經叢、腎、輸尿管、膀胱病理反射區各100次，推按胃、十二指腸、小腸、大腸、直腸、肛門、尾骨內側、腰椎、骶椎反射區各100次。按摩時以局部有得氣感為度。每日1次，10天為1個療程。

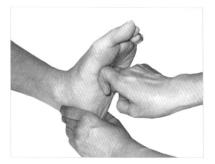

推按胃反射區

日常生活提示

注意飲食衛生，不吃不潔食物。患病後多飲水，多休息。

慢性胃炎

慢性胃炎大多數由急性胃炎轉變而來。起病緩慢，常見症狀為上腹部不適或疼痛、噯氣、噁心、嘔吐、消化不良、泛酸等，有時進食後疼痛加劇，噯氣後感到舒服。如不及時治療，可能發展成為胃潰瘍及十二指腸潰瘍。少數嚴重者可惡變成胃癌，切莫等閒視之。

足療取穴

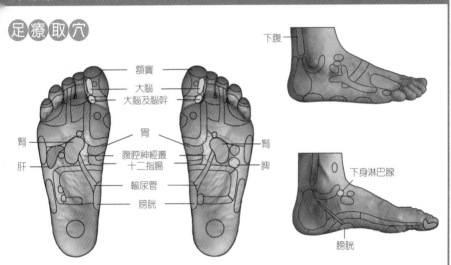

按摩方法

按壓腎、輸尿管、膀胱、肝、胃、腹腔神經叢、十二指腸反射區各100次，依次點按額竇、大腦、小腦、下腹部、下身淋巴腺反射區各50次。按摩時，速度要均勻，力量要適中，以局部有酸麻脹痛為度。每天1次，10天為1個療程。

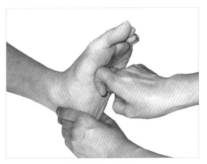

按壓胃反射區

日常生活提示

保持心情舒暢，避免過度緊張、激動、生氣等。飲食要清淡，少吃油膩及刺激性食物。

胃、十二指腸潰瘍

胃、十二指腸潰瘍主要症狀爲上腹部疼痛、腹脹、噯氣、反酸、食慾減退等，呈週期性發作。每次發病可持續數天或數週。一般與季節轉換、過度疲勞、飲食失調等因素有關。疼痛以饑餓樣不適和燒灼樣疼痛較爲多見。

胃潰瘍常在劍突下或偏左部位，於飯後半小時至2小時之內發生疼痛。十二指腸潰瘍則多在劍突下偏右部位，於飯後3~4小時後疼痛，或經常在半夜發生疼痛。中醫統稱「胃痛」或「胃脘痛」。

足療取穴

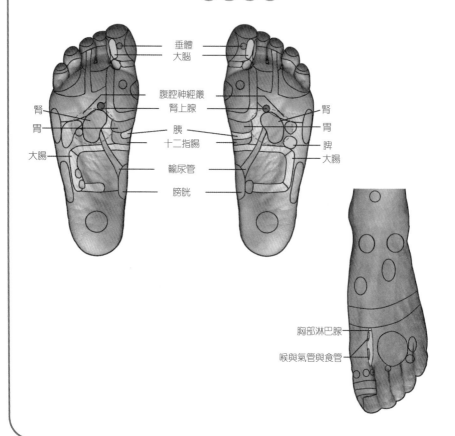

垂體
大腦
腹腔神經叢
腎上腺
腎
胃
胰
十二指腸
大腸
脾
大腸
輸尿管
膀胱

胸部淋巴腺
喉與氣管與食管

按摩方法

　　按揉腎、腎上腺、輸尿管、膀胱、大腦、腦垂體、腹腔神經叢、胸椎反射區各20次，推按胃、十二指腸、脾、胰、小腸、大腸、食管、胸部淋巴腺反射區各20次。按摩時以局部有溫熱感為宜。每日1次，10天為1個療程。

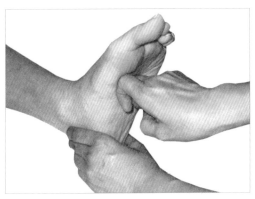

推按十二指腸反射區

日常生活提示

　　保持心情舒暢，避免過度緊張、激動、生氣等。飲食要清淡，少吃油膩及刺激性食物。

胃下垂

胃下垂是由於胃壁及腹部肌肉鬆弛所致，多見於瘦長體型，由於長期飲食失節、勞累過度，導致中氣下陷、升降失常而造成胃下垂。主要表現爲腹部脹痛，尤以飯後加重，平臥時腹脹減輕。伴有噁心、噯氣、嘔吐，並有全身乏力、頭暈、便秘或腹瀉等症狀。

足療取穴

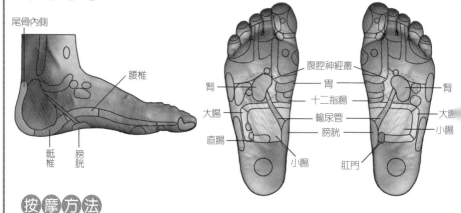

尾骨內側
腰椎
骶椎
膀胱

腹腔神經叢
腎
胃
十二指腸
輸尿管
膀胱
大腸
小腸
大腸
直腸
小腸
肛門

按摩方法

點按腹腔神經叢、腎、膀胱、胃、十二指腸反射區各100次，按壓小腸、大腸、直腸、肛門反射區各50次，按揉腰椎、骶椎、尾骨內側反射區各30次，推按輸尿管反射區100次。按摩局部，以有酸麻脹痛感爲宜。每日1次，30天爲1個療程。

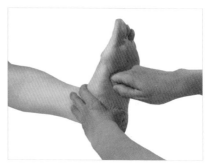

點按胃反射區

日常生活提示

保持心情舒暢，避免過度緊張、激動、生氣等。飲食要清淡，少吃油膩及刺激性食物。

慢性結腸炎

慢性結腸炎是一種原因不明的結腸非特異性炎症，主要累及直腸和乙狀結腸，也可侵及其他部位或全部結腸。主要表現為腹痛、腹瀉或裡急後重，糞便帶有黏液或膿血，病情進展緩慢，輕重不一，常反覆發作，以青、壯年患本病者較多。

足療取穴

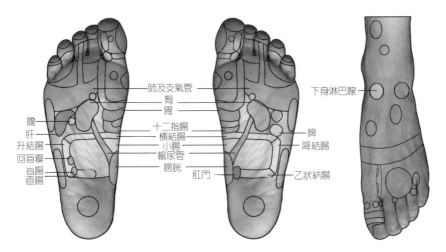

肺及支氣管
腎
胃
膽
肝
十二指腸
橫結腸
升結腸
小腸
回盲瓣
輸尿管
盲腸
膀胱
直腸
肛門
下身淋巴腺
脾
降結腸
乙狀結腸

按摩方法

點按腎、輸尿管、膀胱、肝、膽反射區各100次，按揉下身淋巴腺、肺、脾、胃、結腸、直腸、十二指腸反射區各100次。每日1次，10天為1個療程。

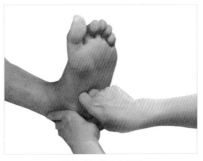

按揉結腸反射區

日常生活提示

保持心情舒暢，避免過度緊張、激動、生氣等。飲食要清淡，少吃油膩及刺激性食物。

胃腸神經官能症

是由胃腸神經功能紊亂引起的胃腸運動、分泌和吸收功能紊亂，但無器質性病變。精神因素是發病的主要原因，飲食過度也會造成本病。

足療取穴

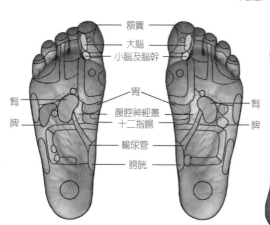
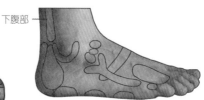
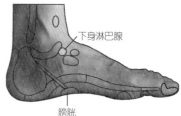

額竇
大腦
小腦及腦幹
胃
腹腔神經叢
十二指腸
輸尿管
膀胱
腎
脾
下腹部
腎
脾
下身淋巴腺
膀胱

按摩方法

　　按壓腎、輸尿管、膀胱、肝、胃、腹腔神經叢、十二指腸反射區各 100 次，點按額竇、大腦、小腦、下腹部、下身淋巴腺反射區各 50次。按摩時，速度要均勻，力度要適中，以局部有酸麻脹痛為度。每天1次，10天為1個療程。

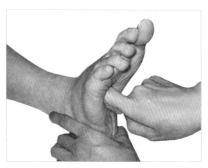

按壓肝反射區

日常生活提示

　　保持心情舒暢，避免過度緊張、激動、生氣等。飲食要清淡，少吃油膩及刺激性食物。

胰腺炎

胰腺炎常由於蛋白質不足、長期慢性酒精中毒以及胰膽管系統阻塞性疾病而發病，也有不明原因者。胰腺炎可分為急性、慢性兩種。急性胰腺炎的主要症狀是：突然發作持續性劇烈上腹部疼痛，並向左上腹、左背或肩部放射，伴有噁心、嘔吐、發冷、發熱等症狀。嚴重時可發生腹膜炎，甚至休克。慢性胰腺炎的症狀為反覆急性發作，日久出現胰腺功能不足，有黃疸、腹痛、脂肪瀉、肉質瀉、糖尿病等。

足療取穴

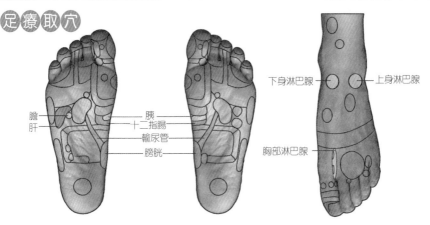

膽
肝
胰
十二指腸
輸尿管
膀胱

下身淋巴腺
上身淋巴腺
胸部淋巴腺

按摩方法

點壓腹腔神經叢反射區100次，點按胰、肝、膽、膀胱、十二指腸、胸部淋巴腺、上身淋巴腺、下身淋巴腺反射區各50次，推按輸尿管反射區100次。按摩時，局部有得氣感為宜，每天1次，10天為1個療程。

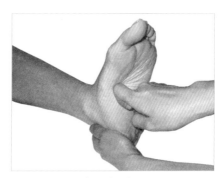

點按胰反射區

日常生活提示

保持心情舒暢，避免過度緊張、激動、生氣等。飲食要清淡，少吃油膩及刺激性食物。

膽囊炎、膽石症

慢性膽囊炎是膽囊的慢性病變，多長期無症狀表現，但有部分病人有右上腹或中上腹疼痛，有的還有右肩背難受或在晚上或晚餐後右肩部疼痛等症狀。如有膽石嵌頓，則可發生右上腹難以忍受的膽絞痛，常持續15～60分鐘，同時還有噁心、嘔吐、飽脹、燒心、打嗝、反胃等症狀。

膽石症的病因和發病機理尚未完全明瞭，一般認爲膽汁鬱積、膽道細菌和寄生蟲感染以及膽固醇代謝失調爲發病的主要因素。女性發病多於男性，尤以中年肥胖、多產婦女最多見。

足療取穴

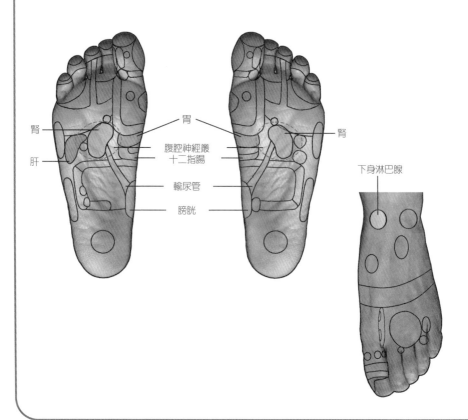

腎
肝
胃
腹腔神經叢
十二指腸
輸尿管
膀胱
腎
下身淋巴腺

按摩方法

　　點按腎、輸尿管、膀胱、肝、膽、胃、十二指腸反射區各100次，按壓腹腔淋巴腺、盆腔淋巴腺、腹腔神經叢反射區各100次。按摩時速度要均勻，力度要適中，以局部有酸麻脹痛感為度。每日1次，10天為1個療程。

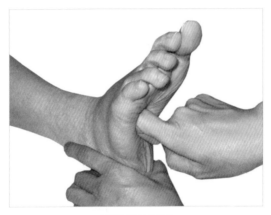

點按膽反射區

日常生活提示

　　配合局部按摩：按揉肝俞、膽俞穴各100次。按揉三陰交、膽囊穴各50次。保持心情舒暢，避免過度緊張、激動、生氣等。飲食要清淡，少吃油膩及刺激性食物。

慢性闌尾炎

闌尾炎常被稱爲「盲腸炎」，可分爲急性、慢性兩種。急性表現爲轉移性右下腹痛，伴有噁心、嘔吐、頭痛、乏力、咽痛、出汗、口渴、心跳加快等。檢查見右下腹部闌尾部位有明顯壓痛，尤其腹痛尚在中、上腹時，壓痛已固定於右下腹。隨著闌尾位置的變化，壓痛點可隨之改變。發作時應即送醫院診治。

急性闌尾炎緩解後，闌尾仍殘留病變，與周圍粘連而轉爲慢性闌尾炎。

足療取穴

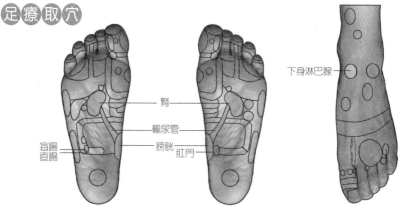

腎
輸尿管
膀胱　肛門
盲腸
直腸
下身淋巴腺

按摩方法

點壓腎、輸尿管、膀胱、盲腸反射區各100次，推按直腸、肛門反射區各100次，叩擊下身淋巴腺反射區各50次。按摩時，局部以有得氣感爲度。每日1次，10天爲1個療程。

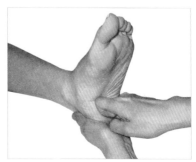

推按肛門反射區

日常生活提示

在後腰兩腎部位上、下推揉30次。堅持按摩1～2個月。保持心情舒暢，避免過度緊張、激動、生氣等。飲食要清淡，少吃油膩及刺激性食物。

嘔吐

嘔吐見於多種疾病，胃腸道的炎症、痙攣、腫瘤、其他梗阻性病變都會引起嘔吐。中樞性病變引起顱內壓增高時，如腦震盪、腦出血、腦炎、腦膜炎、腦腫瘤等均會出現嘔吐。吐出物多是食物和胃液，接著吐出膽汁和腸液。以下方法適宜於胃腸道炎症、痙攣而引起的嘔吐。

足療取穴

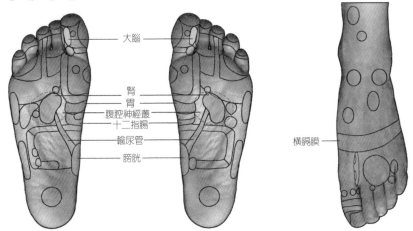

大腦

腎
胃
腹腔神經叢
十二指腸
輸尿管
膀胱

橫膈膜

按摩方法

按揉腹腔神經叢、腎、輸尿管、膀胱反射區各100次；按摩胃、十二指腸、內耳迷路、大腦、橫膈膜反射區各50次。按摩時患者局部有酸麻脹痛感為度。每日1次，5天為1個療程。

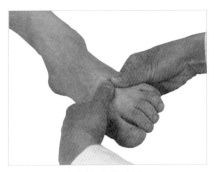

按摩橫膈膜反射區

日常生活提示

積極診斷原發病，保持心情舒暢，避免過度緊張、激動、生氣等。飲食要清淡，少吃油膩及刺激性食物。

便秘

便秘是指大便秘結不通、排便時間延長、大便乾燥或雖有便意，但排便困難，多為大腸的傳導功能失常，糞便在腸道內停留時間過久，水分被過度吸收而導致大便乾燥所造成。發病原因有多種，如病後氣虛、腸胃燥熱，蔬菜、水果進食過少，辛辣肥膩食物進食過多等。也有排便習慣不規則而造成。老年人便秘多與體質虛弱、腹壁鬆弛、消化功能減退有關。

足療取穴

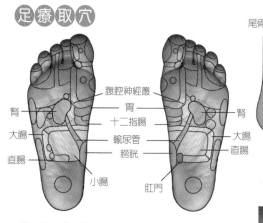
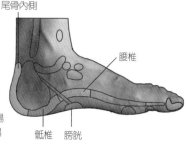

按摩方法

依次按揉腹腔神經叢、腎、輸尿管、膀胱反射區各100次，推按胃、十二指腸、小腸、大腸、直腸、肛門、尾骨內側、腰椎、骶椎反射區各100次。按摩時局部有得氣感為度。每日1次，10天為1個療程。

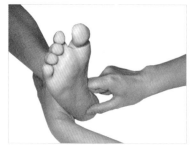

推按直腸反射區

日常生活提示

養成定時排便習慣，不要養成依賴瀉藥排便的習慣，多食含有纖維的食物。無糖尿病老年人晨起可空腹喝一杯蜂蜜水。合理安排休息與活動，適當進行鍛鍊，如養魚、種花、散步、打太極拳、保健操、練氣功等。

呃逆

呃逆即俗稱「打嗝」，指胃氣上逆，喉間連聲呃呃，聲短而頻，連續或間斷發作，不能自制。常見於胃腸神經官能症以及某些胃、腸、腹隔、縱膈、食道的疾病引起的膈肌痙攣所致。有的可持續數小時甚至數天。頑固性呃逆須去醫院診治。

足療取穴

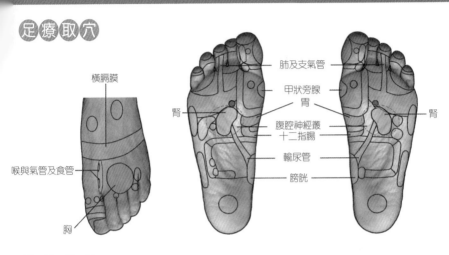

橫膈膜

喉與氣管及食管

胸

肺及支氣管
甲狀旁腺
胃
腎
腹腔神經叢
十二指腸
輸尿管
膀胱
腎

按摩方法

用中度手法點按腹腔神經叢、腎、膀胱、腎上腺反射區各30次，用中、重度手法推按橫膈膜、胃、十二指腸反射區各50次，用重度手法按揉胃、氣管、食管、肺、支氣管、胸部、甲狀旁腺反射區各30次。按摩後以熱水浸泡雙足，並喝溫熱開水1杯。每天1次，10天為1個療程。

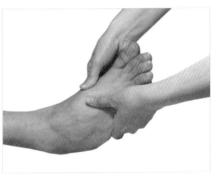

按揉胃反射區

日常生活提示

保持心情舒暢，避免過度緊張、激動、生氣等。吃飯時不要說話，少吃刺激性食物。

前列腺炎

前列腺炎是由於各種原因引起的前列腺感染的疾病。另外，性生活過少、過頻，長期便秘等也會引起前列腺慢性充血而加重症狀。

本症可由急性轉變爲慢性，但絕大多數並無急性期，而直接成爲慢性。主要症狀爲會陰、精索、睾丸不適、腰痛、輕度尿頻、尿道刺痛、尿道有分泌物溢出等。常伴有神經衰弱，嚴重者可伴有陽痿、早洩、遺精等。

足療取穴

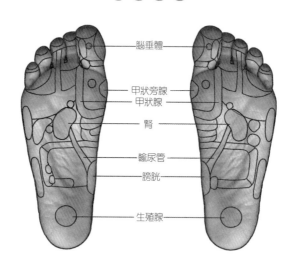

腦垂體
甲狀旁腺
甲狀腺
腎
輸尿管
膀胱
生殖腺

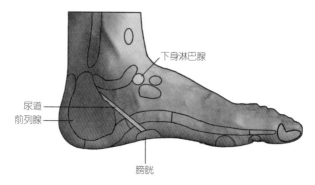

下身淋巴腺
尿道
前列腺
膀胱

按摩方法

點按腎、輸尿管、膀胱、腦垂體、前列腺反射區各100次，按壓甲狀腺、甲狀旁腺反射區各50次，推按尿道反射區100次，叩擊腹部淋巴腺、盆腔淋巴腺反射區各100次。按摩時，以局部有得氣感為度。每日1～2次，10天為1個療程。

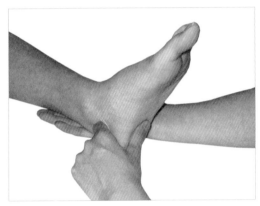

點按前列腺反射區

日常生活提示

合理安排休息與活動，注意生活起居，保持心情舒暢，避免過度緊張、激動、生氣等。飲食要清淡，少吃油膩及刺激性食物。多喝水，多排尿，以沖洗尿道。

前列腺增生

前列腺增生又稱為前列腺肥大，是最常見的男性老年性疾病。主要表現為排尿次數逐漸增加，尤其是夜間排尿次數更多。一般從夜間1～2次逐步增加到5～6次甚至更多。逐步發展到排尿時不能完全排出，同時出現排尿無力、射程縮短、尿流變細等。

如不及時治療，排尿將更加困難，膀胱內有大量積存的尿液，造成膀胱內壓力增高，尿液會自行慢慢排出尿道，醫學上稱為「充盈性尿失禁」，嚴重者會產生完全性尿瀦留。

足療取穴

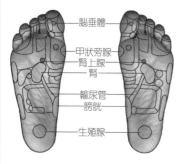
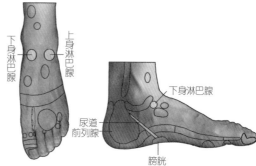
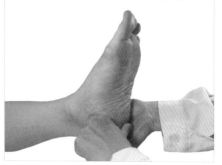

按摩方法

點按腎、腎上腺、膀胱反射區各100次，推按輸尿管反射區50次，按壓前列腺、尿道、腦垂體、甲狀旁腺、生殖腺、上身淋巴腺、下身淋巴腺反射區各100次。按摩時，速度要均勻，力度要適中，以局部有酸麻脹痛感為度。

按壓尿道反射局

日常生活提示

注意飲食起居，節制或避免房事。平時可打太極拳等增強體質，但不要過於疲勞。每天可溫水坐浴20～30分鐘，有助於緩解症狀。

尿瀦留

尿瀦留是指大量尿液積聚在膀胱中而不能排出。臨床上分為阻塞性和非阻塞性尿瀦留。致病因素有機械性梗阻和動力性梗阻之分。主要表現為小便滴瀝不暢,伴有小腹脹滿、隱痛,有的還會出現呼吸急促、煩躁易怒、心慌心跳。病久可有水腫、食慾不振、精神憂鬱等症。

足療取穴

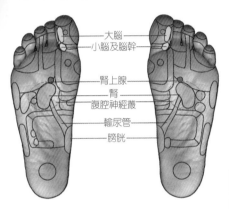
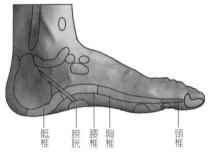

大腦
小腦及腦幹
腎上腺
腎
腹腔神經叢
輸尿管
膀胱

骶椎　膀胱　腰椎　胸椎　頸椎

按摩方法

點按腎、腎上腺、腹腔神經叢、膀胱、大腦、小腦、腦幹反射區各100次,推按輸尿管、脊椎各段反射區各100次。按摩時,速度要均勻,力量要適度,以局部有酸麻脹痛感為度。每日1次,30天為1個療程。

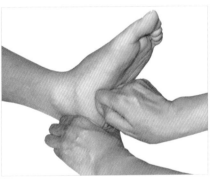

推按輸尿管反射區

日常生活提示

合理安排休息與活動,注意生活起居,保持心情舒暢,避免過度緊張、激動、生氣等。飲食要清淡,少吃油膩及刺激性食物。平時不要養成憋尿的習慣,尿瀦留嚴重可導尿以緩急。

腎、輸尿管結石

腎、輸尿管結石發生於腎臟、膀胱、尿道、輸尿管等泌尿系統部位。初期腰痛較輕，或僅有不適感，有時小便未排完而尿流中斷。如在盆中排尿，有時可聽到結石撞擊聲。嚴重者腰痛劇烈，並向陰部放射，伴有面色蒼白、噁心、嘔吐、大汗淋漓，甚至休克。尿檢可見大量紅細胞，出血量多者肉眼可見紅色或粉紅色血尿。

足療取穴

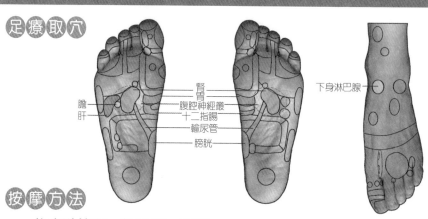

膽
肝
腎
胃
腹腔神經叢
十二指腸
輸尿管
膀胱
下身淋巴腺

按摩方法

依次點按腎、輸尿管、膀胱、肝、膽、胃、十二指腸反射區各100次，按壓腹腔淋巴腺、盆腔淋巴腺、腹腔神經叢反射區各100次。按摩時速度要均勻，力度要適中，以局部有酸麻脹痛感為度。每日1次，10天為1個療程。

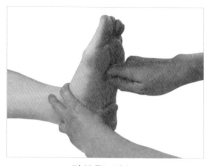

點按腎反射區

日常生活提示

合理安排休息與活動，注意生活起居，保持心情舒暢，避免過度緊張、激動、生氣等。飲食要清淡，少吃油膩及刺激性食物。預防腎結石可適量多飲水。已患腎結石不要大量飲水或食用含水量豐富的水果（如西瓜），也不要過度劇烈運動。

泌尿系統感染

泌尿系感染為泌尿系統感染了致病菌所致，產生尿急、尿痛、尿頻等尿路刺激症狀，還可伴有發熱、全身不適、下腹墜脹、腰部酸痛等。多由大腸埃希菌、鏈球菌、葡萄球菌侵犯尿路逆行而引起尿道、膀胱、輸尿管、腎盂等發炎所致。

足療取穴

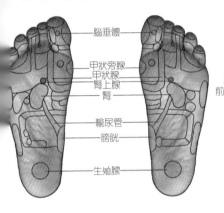

腦垂體
甲狀旁腺
甲狀腺
腎上腺
腎
輸尿管
膀胱
生殖腺

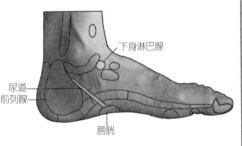

下身淋巴腺
尿道
前列腺
膀胱

按摩方法

點按腎、輸尿管、膀胱、腦垂體、前列腺反射區各100次，按壓甲狀腺、甲狀旁腺反射區各50次，推按尿道反射區100次，叩擊腹部淋巴腺、盆腔淋巴腺反射區各100次。按摩時，以局部

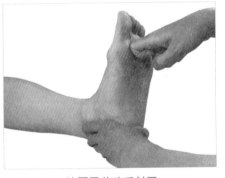

按壓甲狀腺反射區

有得氣感為度。每日1～2次，10天為1個療程。

日常生活提示

合理安排休息與活動，注意個人衛生，保持心情舒暢，避免過度緊張、激動、生氣等。飲食要清淡，少吃油膩及刺激性食物。多喝水，多排尿，以沖洗尿道。

痔瘡

痔瘡是指直腸末端黏膜下和肛管皮下靜脈叢發生擴大、曲張所形成的柔軟靜脈圍，多見於成年人。因其發生的部位不同而分為內痔、外痔、混合痔。發生原因是由於飲食不節、過食厚味、生冷、辛辣食物而使腸胃受損所致。

足療取穴

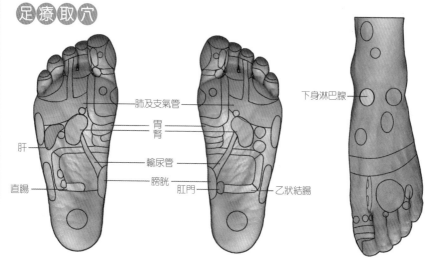

肺及支氣管
胃
腎
肝
輸尿管
膀胱
肛門
乙狀結腸
直腸
下身淋巴腺

按摩方法

點按腎、膀胱反射區各100次，推按輸尿管、肺反射區各100次，用重度手法推按直腸、肛門、乙狀結腸反射區各50次，按壓胃、肝、腹部淋巴腺、盆腔淋巴腺反射區各100次。按摩時，速度要均勻，力度要適

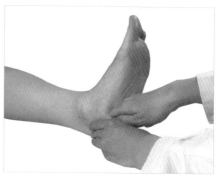

推按肛門反射區

中，局部有酸麻脹痛感為宜。每日1次，10天為1個療程。

日常生活提示

合理安排休息與活動，注意生活起居，保持心情舒暢，避免過度緊張、激動、生氣等。飲食要清淡，少吃油膩及刺激性食物。

慢性腎小球腎炎

急性腎小球腎炎未徹底痊癒，蛋白尿、血尿、管型尿、水腫、高血壓等症狀未能完全消失，病程超過一年者，稱爲「慢性腎小球腎炎」，簡稱慢性腎炎。病程長者可達數十年之久。本病後期，大多數患者有水腫、貧血、高血壓和腎功能不全。常反覆發作，以青、壯年患本病者較多。

足療取穴

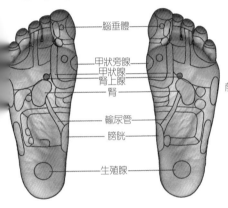

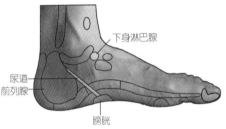

按摩方法

點按腎、輸尿管、膀胱、腦垂體、前列腺反射區各100次，按壓甲狀腺、甲狀旁腺反射區各50次，推按尿道反射區100次，

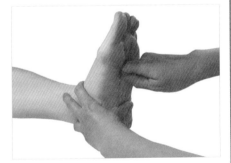

點按腎反射區

叩擊腹部淋巴腺、盆腔淋巴腺反射區各100次。按摩時，以局部有得氣感爲度。每日1～2次，10天爲1個療程。

日常生活提示

合理安排休息與活動，注意生活起居，保持心情舒暢，避免過度緊張、激動、生氣等。飲食要清淡，低鹽或無鹽飲食少吃油膩及刺激性食物。

遺精

遺精是指不因性生活而精液自行洩出的病症。中醫稱爲「精關不固」。多因腎氣不足、腎陰虧虛、濕熱下注等引起。與思淫過度、性交不節等有關。如有夢而遺，稱爲「夢遺」。未婚青壯年偶爾遺精，屬於「精滿則溢」，是正常現象，不必治療。

足療取穴

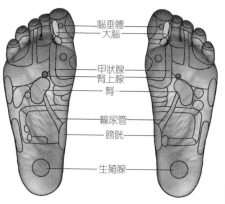

腦垂體
大腦
甲狀腺
腎上腺
腎
輸尿管
膀胱
生殖腺

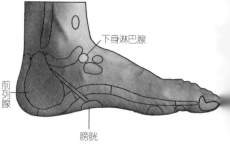

下身淋巴腺
前列腺
膀胱

按摩方法

點按腎、輸尿管、膀胱、腎上腺、腦垂體、大腦反射區各100次，推按輸尿管、生殖腺、前列腺、甲狀腺、腹部淋巴腺反射區各50次。按摩時，速度要均勻，力度要適中，以局部有酸麻脹痛感爲度。

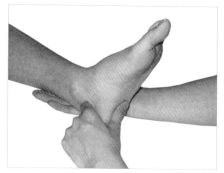

推按前列腺反射區

日常生活提示

合理安排休息與活動，注意生活起居，保持心情舒暢，避免過度緊張、激動、生氣等。飲食要清淡，少吃油膩及刺激性食物。配合局部按摩，用拇指指尖反覆按壓太谿、足三里、關元穴各1分鐘。

早洩

本症是指性交時，男女雙方性器官尚未接觸，或剛接觸時，或交合時間甚短即已洩精。長期手淫和縱慾過度以及患有慢性尿道炎、龜頭炎等疾病均可造成。其中，精神因素是主要原因。越是緊張、恐懼，越容易出現早洩。

足療取穴

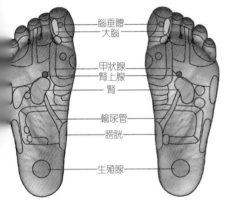
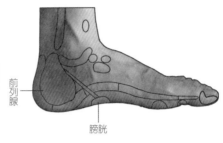

按摩方法

點按腎、輸尿管、膀胱、腎上腺、腦垂體、大腦反射區各100次，推按輸尿管、生殖腺、甲狀腺反射區各50次。按摩時，速度要均勻，力度要適中，以局部有酸麻脹痛感為度。

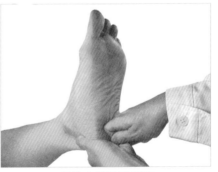

推按生殖腺反射區

日常生活提示

合理安排休息與活動，注意生活起居，保持心情舒暢，避免過度緊張、激動、生氣等。飲食要清淡，少吃油膩及刺激性食物。

配合局部按摩，用拇指指尖反覆按壓太谿、足三里、關元穴各1分鐘。

陽痿

性交時陰莖不能勃起或雖能勃起，但硬度不夠，不能完成性交的，稱為陽痿。陽痿的原因主要可分為器質性和精神性兩大類。大多數屬於精神性的。此類患者除了精神上進行有效的調節之外，足療也可緩解陽痿。

足療取穴

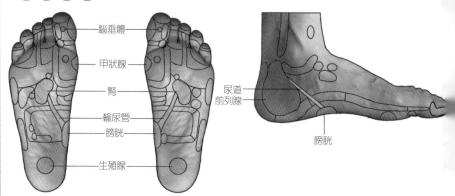

- 腦垂體
- 甲狀腺
- 腎
- 輸尿管
- 膀胱
- 生殖腺
- 尿道
- 前列腺
- 膀胱

按摩方法

點按腎、輸尿管、膀胱、腦垂體、前列腺反射區各100次，推按尿道反射區100次，刮壓甲狀腺反射區50次，叩擊生殖腺反射區100次。按摩時，速度要均勻，力度要適中，局部有酸麻脹痛感為度。每日1次，10天為1個療程。

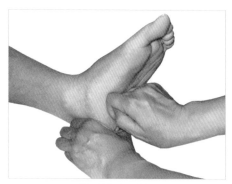

點按膀胱反射區

日常生活提示

本病95%屬功能性疾病，是可以治癒的，所以應堅定患者治癒疾病的信心。配合局部按摩，用拇指指尖反覆按壓太谿、足三里、關元穴各1分鐘。

急性腰扭傷

急性腰扭傷是腰部損傷中最常見的一種，多發生在彎腰提起或搬運、移動重物時，因姿勢不對而受挫、傷及腰部。也有因直接外力撞擊所致。臨床表現為有明顯的外傷史，受傷的腰部一側或兩側劇烈疼痛，活動不便，尤其是腰部不能挺直，前屈困難，嚴重者坐、臥、翻身都有困難，連咳嗽、深呼吸都感到疼痛加劇。

足療取穴

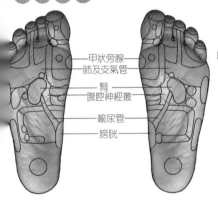

甲狀旁腺
肺及支氣管
腎
腹腔神經叢
輸尿管
膀胱

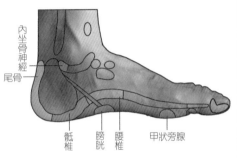

內坐骨神經
尾骨
骶椎　膀胱　腰椎　甲狀旁腺

按摩方法

推按胸椎、腰椎、骶椎、尾骨、輸尿管各 100 次，點按腎、膀胱、肺、甲狀旁腺、腹腔神經叢、坐骨神經反射區各 50 次。按摩時，速度要均勻，手法力度要適中，按摩足穴位時，以患者酸痛難忍為佳。並要求患者主動活動腰部，幅度由小到大。

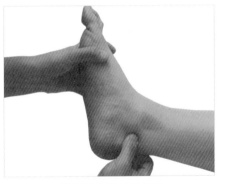

點按坐骨神經反射區

日常生活提示

合理安排休息與活動，患病期間按醫生囑咐去做，多休息。勿請非正規醫生在患部按摩。

腰椎間盤突出症

腰椎間盤突出症多由於勞動或體育活動時，腰部遭受扭閃、撞擊或扛抬重物，脊柱突然失去平衡，或彎腰拱背提取重物時，椎間盤前緣壓力增加，致使腰椎間盤的纖維環破裂，髓核向後方突出而發病。臨床表現為先腰痛而後腿痛，腿痛重時則不覺腰痛。腿痛的部位在大腿後方、小腿外後方、足背外側的坐骨神經分佈區。行走困難，當直腿抬高、咳嗽、噴嚏、用力大便時腰痛加重。

足療取穴

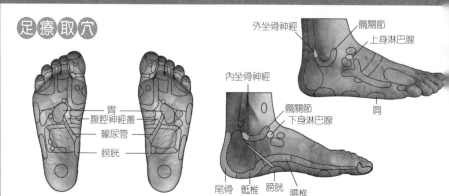

胃
腹腔神經叢
輸尿管
膀胱

外坐骨神經
髖關節
上身淋巴腺

內坐骨神經
髖關節
下身淋巴腺
肩

尾骨　骶椎　膀胱　腰椎

按摩方法

點按腎、膀胱、腹腔神經叢反射區各100次，推按輸尿管、腰椎、骶椎、髖關節反射區各100次，按壓坐骨神經、上身淋巴腺、下身淋巴腺、臀部、肩反射區各50次。按摩時，速度要均勻，力度要適中，以局部有酸麻脹痛感為宜。每日1次，10天為1個療程。

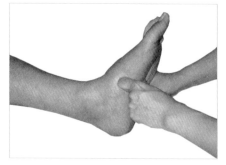

推按腰椎反射區

日常生活提示

合理安排休息與活動，不要睡過軟床，患病期間按醫生囑咐去做，多休息。勿請非正規醫生在患部按摩。

網球肘

網球肘又稱「肱骨外上髁炎」，是一種慢性勞損性疾病，多發於中年。患者肘後外側酸痛，前臂旋轉、提拉時疼痛更甚，並向手腕方向放散，提拿重物時覺得無力。

足療取穴

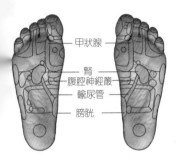

甲狀腺
腎
腹腔神經叢
輸尿管
膀胱

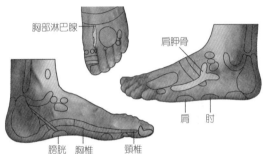

胸部淋巴腺
肩胛骨
肩　肘
膀胱　胸椎　頸椎

按摩方法

點按腹腔神經叢、腎、膀胱反射區各100次，推按輸尿管、肘、頸椎、胸椎、肩關節反射區各100次，按壓甲狀腺、頭頸淋巴腺、胸部淋巴腺反射區各50次。按摩時以局部有酸麻脹痛感為宜。每日1次，10次為1個療程。

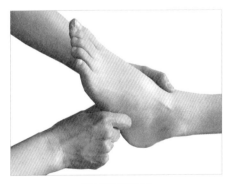

點按肘反射區

日常生活提示

合理安排休息與活動，患病期間按醫生囑咐去做，多休息。可配合局部按摩，以阿是穴為主，但不要按摩過量，引起局部腫痛加重。

腱鞘炎

腱鞘炎又稱「狹窄性腱鞘炎」，多發生於中、青年人，女性多於男性。臨床表現為橈骨莖突處及拇指周圍非常疼痛，拇指活動受阻，也可發於其他手指的掌指關節處。診斷時，四個手指要把拇指握緊，並向尺側屈腕活動，橈骨莖突部出現劇烈疼痛，即可認定為本症。

足療取穴

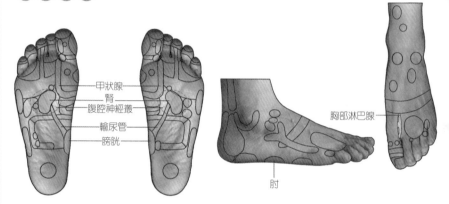

甲狀腺
腎
腹腔神經叢
輸尿管
膀胱

胸部淋巴腺

肘

按摩方法

點按腹腔神經叢、腎、膀胱反射區各100次，推按輸尿管、肘反射區各100次，按壓甲狀腺、頭頸淋巴結、胸部淋巴腺反射區各50次。按摩時以局部有酸麻脹痛感為宜。每日1次，10次為1個療程。

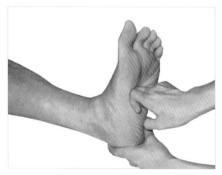

點按腹腔神經叢反射區

日常生活提示

合理安排休息與活動，患病期間按醫生囑咐去做，多休息。勿請非正規醫生在患部按摩。本病針灸療效良好。

肩周炎

肩周炎俗稱漏肩風、肩凝症。因發病年齡多在50歲上下，所以本症又稱「五十肩」。女性多於男性。主要表現爲早期肩關節周圍陣痛，以後發展爲不間斷的持續性疼痛，並逐漸加重。白天較輕，晚間較重。手臂上舉不便，後彎困難，梳頭、脫衣、叉腰等動作難以完成。肩部肌肉可有痙攣或萎縮。後期肩關節周圍發生粘連而形成凍結肩。

足療取穴

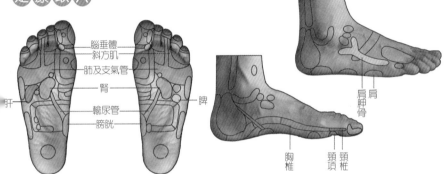

腦垂體
斜方肌
肺及支氣管
腎
肝
輸尿管
膀胱
脾
肩胛骨
肩
胸椎
頸項
頸椎

按摩方法

　　點按肩、肩胛骨、斜方肌反射區各100次，點按腎、膀胱、頸項、頸椎、胸椎、肝、脾反射區各50次，推按輸尿管、肺反射區各50次。按摩時，以局部有酸麻脹痛感爲宜，每日按摩1次，10天爲1個療程。

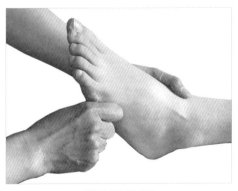

點按肩反射區

日常生活提示

　　合理安排休息與活動，患病期間按醫生囑咐去做，多休息。勿請非正規醫生在患部按摩。治療同時宜配合「爬牆」訓練。

膝關節炎

膝關節炎又稱增生性膝關節炎，是中、老年人常見的疾病。以肥胖老年婦女更為多見。主要表現為膝關節部位疼痛、無力，走路以及上、下樓梯時疼痛加劇，疼痛可放射到膕窩、小腿或踝關節部位，有的患者膝關節活動稍受限。

足療取穴

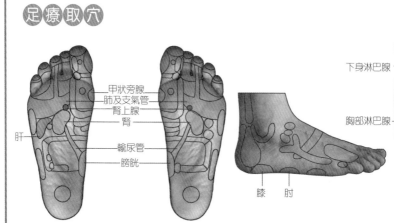

甲狀旁腺
肺及支氣管
腎上腺
腎
肝
輸尿管
膀胱

下身淋巴腺
胸部淋巴腺

膝　肘

按摩方法

　　點按膝關節、腎、肝、腎上腺、膀胱反射區各100次，推按輸尿管、肺反射區各50次，按壓甲狀旁腺、上身淋巴腺、下身淋巴腺、肘關節各50次。按摩時，速度要均勻，力度要適中，以局部有酸麻脹痛感為宜。每日1次，30天為1個療程。

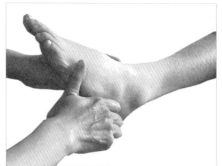

點按膝關節反射區

日常生活提示

　　合理安排休息與活動，患病期間按醫生囑咐去做，多休息。勿請非正規醫生在患部按摩。

落枕

落枕多因睡眠時姿勢不當，或受風寒侵襲，造成頸部經絡不通，氣血運行不暢，也有在工作中不慎或猛然轉動頭部所致。臨床表現為頸部強直，牽引作痛，俯仰、轉動受阻，並向一側歪斜。

足療取穴

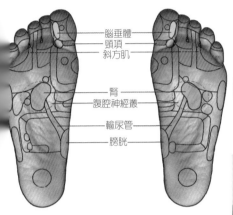
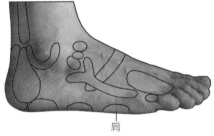

腦垂體
頸項
斜方肌

腎
腹腔神經叢

輸尿管

膀胱

肩

按摩方法

推按頸項、肩、斜方肌、胸椎反射區各100次，點按腎、輸尿管、膀胱、腹腔神經叢、大腦反射區各50次。按摩時，速度要均勻，力度要適中，局部有酸麻脹痛感為宜。每日1次，10次為1個療程。

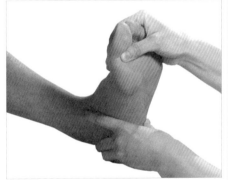

推按頸項反射區

日常生活提示

更換高矮合適的較硬枕頭（如蕎麥皮枕等），低頭1小時左右要抬頭活動頸部。反覆發作、長期不癒的落枕多半是頸椎病造成的。合理安排休息與活動，患病期間按醫生囑咐去做，多休息。勿請非正規醫生在患部按摩。

足跟痛

足跟痛又稱跟痛症，多見於中老年人，女性老年肥胖者更多。是因爲機體的老化、骨質發生退行性病變、體重增加、過多走路、站立時間過長、鞋子不合腳、跟骨骨刺等引起。主要症狀是足跟在行走或站立時疼痛，以跟骨內側下方爲甚。也有因足跟皮膚開裂引起，應注意區別。

足療取穴

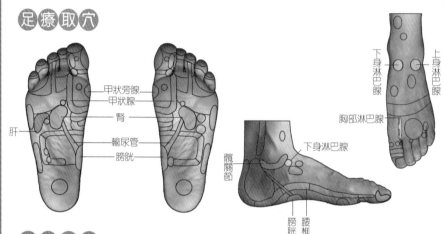

甲狀旁腺
甲狀腺
腎
肝
輸尿管
膀胱
髖關節
下身淋巴腺
膀胱 腰椎
下身淋巴腺
上身淋巴腺
胸部淋巴腺

按摩方法

按壓腎、膀胱、髖關節反射區各100次，推按輸尿管、腰椎反射區各50次，點按胸部淋巴腺、上身淋巴腺、下身淋巴腺、甲狀腺、甲狀旁腺、肝反射區各100次。按摩時，速度要均勻，力度要適中，以局部有酸麻脹痛感爲宜。每日1次，10天爲1個療程。

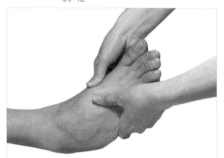

點按胸部淋巴腺

日常生活提示

合理安排休息與活動，患病期間按醫生囑咐去做，多休息。勿請非正規醫生在患部按摩。

坐骨神經痛

坐骨神經痛可分為繼發性和原發性兩種。原發性者（坐骨神經炎）比較少見，病因不明；繼發性者是由於鄰近病變組織的壓迫或刺激所引起，起病急驟，疼痛由腰、臀或髖部開始，向下沿大腿內側、小腿外側和足背擴散，除疼痛外，小腿外側和足背處有針刺、發麻等感覺。

足療取穴

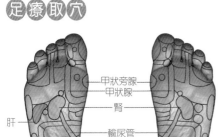

甲狀旁腺
甲狀腺
腎
肝
輸尿管
膀胱

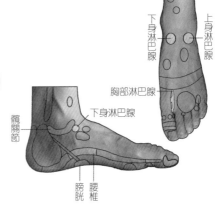

下身淋巴腺
上身淋巴腺
胸部淋巴腺
髖關節
下身淋巴腺
膀胱
腰椎

按摩方法

按壓腎、膀胱、髖關節反射區各100次，推按輸尿管、腰椎反射區各50次，點按胸部淋巴腺、上身淋巴腺、下身淋巴腺、甲狀腺、甲狀旁腺、肝反射區各100次。按摩時，速度要均勻，力度要適中，以局部有酸麻脹痛感為宜。每日1次，10天為1個療程。

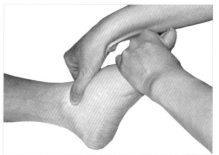

按壓髖關節反射區

日常生活提示

合理安排休息與活動，患病期間按醫生囑咐去做，多休息。勿請非正規醫生在患部按摩。

頸椎病

頸椎病又稱頸椎綜合徵，是指頸椎退行性改變或頸部軟組織病變所引起的綜合徵。

多發於中老年人。主要症狀爲頸、肩、臂疼痛，上肢麻木，頸部活動受限，或有眩暈、噁心、耳鳴、耳聾、視物不清等症狀，甚至出現上、下肢活動障礙、痙攣及癱瘓。在手法轉動頸部時，切忌突然發力及轉動幅度過大，以防不測。

足療取穴

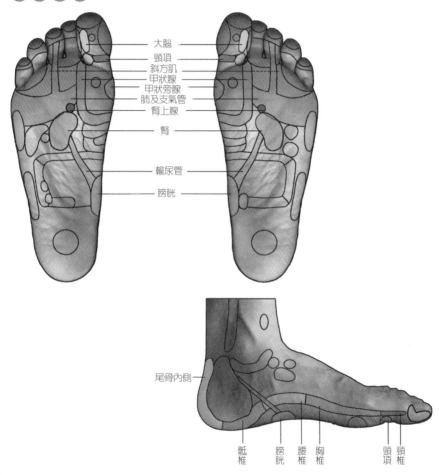

大腦
頸項
斜方肌
甲狀腺
甲狀旁腺
肺及支氣管
腎上腺
腎
輸尿管
膀胱

尾骨內側

骶椎　膀胱　腰椎　胸椎　頸項　頸椎

按摩方法

　　點按大腦、腎、腎上腺、膀胱反射區各100次，推按頸椎、斜方肌、肩胛骨、輸尿管、肺及支氣管、腰椎、骶椎反射區各100次，按壓胸椎、甲狀腺、甲狀旁腺、尾骨反射區各50次。按摩時速度要均勻，力度要適中，以局部有酸麻脹痛感為宜。每日1次，10天為1個療程。

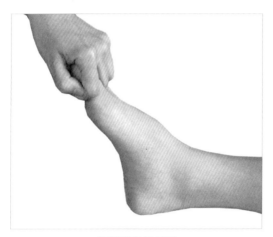

推按頸椎反射區

日常生活提示

　　合理安排休息與活動，患病期間按醫生囑咐去做，多休息。勿請非正規醫生在患部按摩。

骨質疏鬆症

骨質疏鬆症是指骨質已經發生了變化，變化的結果導致骨骼脆性增加和容易發生骨折。骨折的常見部位是脊椎骨（壓縮性、楔形）、腕部（橈骨頭）和髖骨（股骨頸）。骨質疏鬆症還會給人們帶來種種困擾。最常見的是腰背酸疼，其次為肩背、頸部或腕踝部的酸痛，時好時壞，纏綿不癒。還會造成脊柱變形、躬腰駝背、身材變矮。

足療取穴

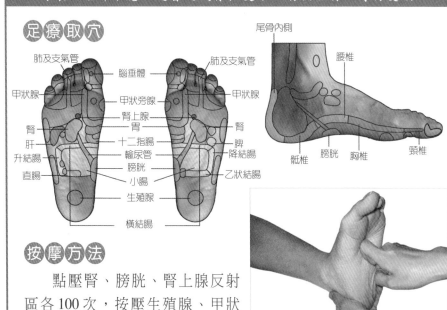

按摩方法

點壓腎、膀胱、腎上腺反射區各 100 次，按壓生殖腺、甲狀腺、甲狀旁腺反射區各 50 次，推按輸尿管、肺、頸椎、胸椎、腰椎、骶椎、尾骨反射區各 50 次。

點按腎反射區

按壓腦垂體、肝、脾、胃、十二指腸、小腸、大腸反射區各 100 次。按摩時，速度要均勻，力度要適中，以局部有酸麻脹痛感為宜。每日 1 次，30 次為 1 個療程。

日常生活提示

合理飲食，適當進行鍛鍊。積極、正確地補鈣，每天在戶外曬太陽 30 分鐘。

踝關節扭傷

踝關節扭傷一般為踝關節內側或外側的副韌帶損傷，多發生在走路、跳躍時失腳，使足部過度內翻或外翻，導致韌帶損傷。主要症狀為踝關節部位腫脹、疼痛，以致行走困難。

足療取穴

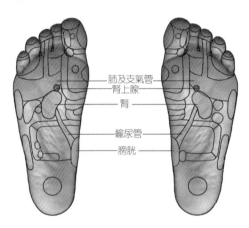

肺及支氣管
腎上腺
腎
輸尿管
膀胱

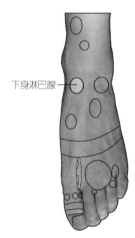

下身淋巴腺

按摩方法

點壓腎、腎上腺、膀胱、下身淋巴腺反射區各 100 次，按揉踝（患部）50次，推按輸尿管、肺反射區各 50 次。按摩時，速度要均勻，力度要適中，以局部有酸麻脹痛感為宜。每日 1 次，治好後即可停止。

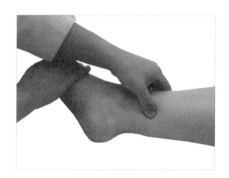

按揉踝關節

日常生活提示

合理安排休息與活動，患病期間按醫生囑咐去做，多休息。急性扭傷不要按摩，急性期過後也勿請非正規醫生在患部按摩。

腕關節扭傷

腕關節扭傷的主要症狀是腕關節部位腫脹、疼痛、活動受阻等。

足療取穴

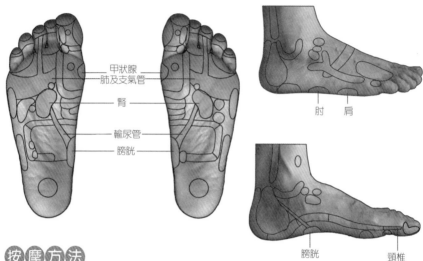

- 甲狀腺
- 肺及支氣管
- 腎
- 輸尿管
- 膀胱

肘　肩

膀胱　　　　頸椎

按摩方法

點按肘關節、腎、膀胱、肩關節、甲狀腺、頭頸淋巴腺反射區各100次，推按輸尿管、頸椎、肺反射區各100次。按摩時，速度要均勻，力度要適中，以局部有酸麻脹痛感為度。每日1～2次，10天為1個療程。

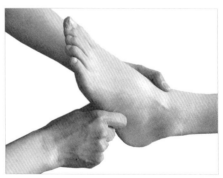

點按肘關節

日常生活提示

合理安排休息與活動，患病期間按醫生囑咐去做，多休息。勿請非正規醫生在患部按摩。

慢性腰肌勞損

慢性腰肌勞損是指腰部肌肉、韌帶等軟組織的慢性損傷，在臨床上較爲多見。主要症狀爲腰部一側或兩側疼痛，與長期彎腰工作、久坐以及中醫所說的「腎虛」有關。

足療取穴

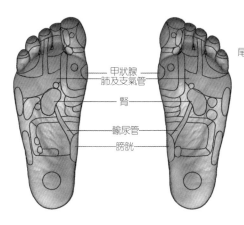
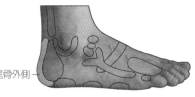
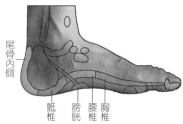

甲狀腺
肺及支氣管
腎
輸尿管
膀胱

尾骨外側

尾骨內側

骶椎　膀胱　腰椎　胸椎

按摩方法

叩擊腎、輸尿管、膀胱反射區各100次，推按胸椎、腰椎、骶椎、尾骨內側、尾骨外側反射區各100次。按摩時，以患者局部有酸麻脹痛感為宜。每日1次，10天為1個療程。

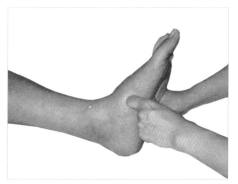

推按腰椎反射區

日常生活提示

合理安排休息與活動，不要睡太軟的床，患病期間按醫生囑咐去做，多休息。勿請非正規醫生在患部按摩。

風濕、類風濕性關節炎

風濕性關節炎是一種反覆發作的全身性變態反應疾病。主要症狀爲雙膝關節和雙肘關節疼痛、酸麻、沉重、活動障礙，常因天氣變化、寒冷刺激、勞累等而誘發；局部有灼熱感，日久可致關節變形，終致手不能抬，足不能行，生活不能自理。

類風濕性關節炎可侵犯全身關節，常常反覆發作，最後產生關節畸形。多見於女性。好發於手、足等小關節。急性發作時，受累關節明顯腫脹而不能活動。比較表淺的關節往往可摸到關節內有明顯的積液，關節往往處於屈曲位置。

足療取穴

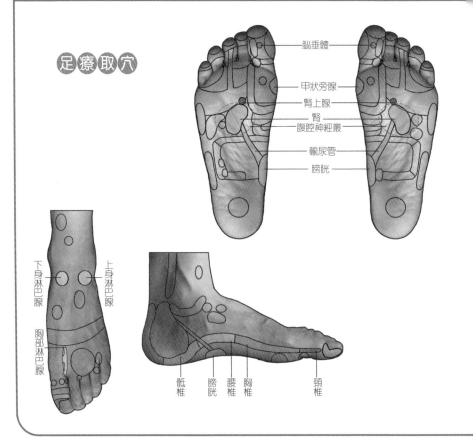

腦垂體
甲狀旁腺
腎上腺
腎
腹腔神經叢
輸尿管
膀胱

下身淋巴腺　上身淋巴腺
胸部淋巴腺

骶椎　膀胱　腰椎　胸椎　頸椎

按摩方法

點按腎、腎上腺、膀胱、腦垂體、腹腔神經叢反射區各 100 次，按壓甲狀旁腺各淋巴腺反射區各 50 次，推按脊椎反射區各 100 次。按摩時，速度要均勻，力度要適中，以局部有酸麻脹痛感為度。每日 1 次，10 天為 1 個療程。

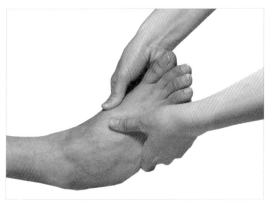

按壓各淋巴腺反射區

日常生活提示

本法僅為輔助療法，對類風濕性關節炎患者已出現腳趾變形者慎用。平時注意保暖，少接觸涼水。

痛風

痛風是一種古老的疾病，與尿酸代謝異常有關。患者的血尿酸增高，尿酸鹽沉積於關節、關節周圍組織和皮下組織，引起關節炎反覆發作，晚期併發腎臟病。多在晚間突然發作，關節劇痛、紅腫、灼熱、壓痛，受累關節以拇趾之蹠趾關節最多，其次為足背、足跟與足踝等關節。酗酒、暴飲暴食、著涼、過勞、精神緊張、外傷、手術刺激等均可誘發。

足療取穴

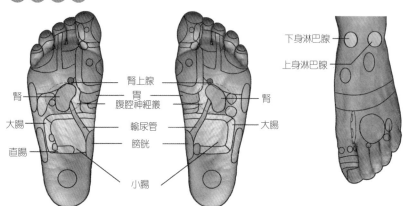

- 腎上腺
- 胃
- 腹腔神經叢
- 輸尿管
- 膀胱
- 小腸
- 腎
- 大腸
- 直腸
- 下身淋巴腺
- 上身淋巴腺

按摩方法

點按腎、輸尿管、膀胱、腎上腺反射區各100次，按壓腹腔神經叢、胃、大腸、小腸、直腸、上身淋巴腺、下身淋巴腺反射區各50次。按摩時，速度要均勻，力度要適中，以局部有酸麻脹痛感為度。每日1次，10天為1個療程。

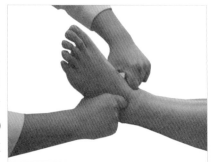

按壓上、下身淋巴腺反射區

日常生活提示

合理安排休息與活動，飲食宜清淡，少吃高脂肪、高熱量食物，尤其要少吃海鮮、少飲啤酒。勿請非正規醫生在患部按摩。

痛經

月經來潮前後，或在經期，小腹及腰骶部疼痛，甚至劇痛難忍，或可痛及外陰部，肛門墜脹疼痛。疼痛劇烈時甚至可引起昏厥。一般在經血排除通暢時，疼痛可獲緩解。

足療取穴

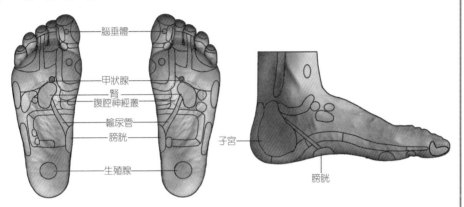

腦垂體
甲狀腺
腎
腹腔神經叢
輸尿管
膀胱
生殖腺
子宮
膀胱

按摩方法

點按腹腔神經叢、腎、膀胱反射區各100次，推按輸尿管反射區50次，按壓腦垂體、生殖腺、子宮、腎上腺反射區各50次。按摩時，速度要均勻，力度要適中，以局部有酸麻脹痛感為宜。每日1次，於月經前1周開始治療至經行停止。3個月經週期為1個療程。

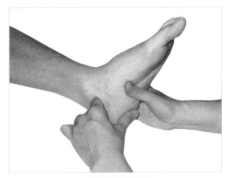

按壓子宮反射區

日常生活提示

平時注意參加體育鍛鍊，增強體質。經期注意衛生，避免精神緊張、過勞、受涼、涉水及性生活等。

月經不調

月經不調是指月經的週期、量、質、色等發生異常。其發病原因，西醫認為與內分泌功能障礙有關，也可由全身疾病或生殖器的疾病所引起。

中醫認為，寒邪、熱邪、情志失調、腎虛、血瘀、血虛等是主要的病因。主要症狀是月經來潮或前或後，或先後無定時，月經量或多或少，月經的色澤或深紅或淡紅，或紫色或有血塊，伴有神疲乏力、頭昏腦漲、乳房和胸脅部脹痛等症狀。

足療取穴

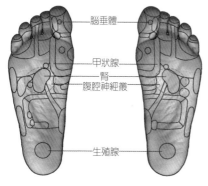

腦垂體
甲狀腺
腎
腹腔神經叢
子宮
生殖腺

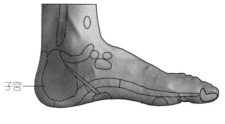

按摩方法

點壓腦垂體、腎、子宮反射區各100次，刮壓甲狀腺、腹腔神經叢反射區各50次，點按生殖腺反射區50次，按摩時，速度要均勻，力度要適中，以局部有酸麻脹痛感為度。每日1次，10天為1個療程。

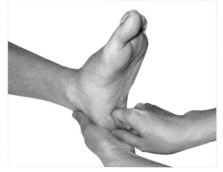

點按生殖腺反射區

日常生活提示

平時注意參加體育鍛鍊，增強體質。經期注意衛生，避免精神緊張、過勞、受涼、涉水及性生活等。

閉經

閉經可分爲原發性閉經和繼發性閉經。凡女性年逾18周歲，月經尚未來潮者，爲原發性閉經。凡已有過正常月經，但連續3個月以上未來潮者，爲繼發性閉經。發病原因大多爲氣血不足、脾腎虧虛、寒凝氣滯、濕阻、血瘀等。主要症狀爲精神不振、頭暈乏力、腰酸背痛、容易疲勞、性慾低下等。

足療取穴

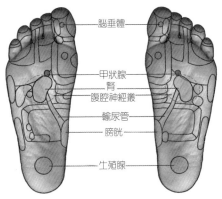
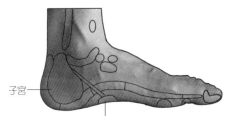

按摩方法

點按腹腔神經叢、腎、膀胱反射區各100次，推按輸尿管反射區50次，按壓腦垂體、子宮、生殖腺反射區各50次。按摩時，速度要均勻，力度要適中，以局部有酸麻脹痛感爲宜。每日1次，於月經前1周開始治療，3個月經週期爲1個療程。

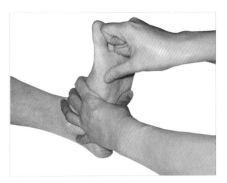

按壓腦垂體反射區

日常生活提示

女性50歲左右的閉經是正常現象，不必在意。平時注意參加體育鍛鍊，增強體質。進食營養豐富食物，但肥胖患者須適度減肥。

帶下

婦女陰道中流出的一種黏稠液體，如涕如唾，綿延不斷，稱爲白帶。正常的白帶無色、無臭、質稠，津津常潤。經前、經期、妊娠時白帶增多，這是正常的生理現象。如白帶量多，或白帶的色、質、氣味等有所變化，或伴有全身症狀者，即爲帶下病。臨床以白帶、黃帶、赤白帶爲多見。

足療取穴

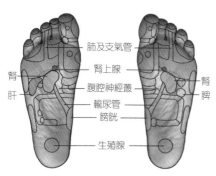
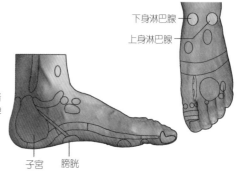

肺及支氣管
腎上腺
腹腔神經叢
輸尿管
膀胱
生殖腺
腎
肝
腎
脾
下身淋巴腺
上身淋巴腺
子宮　膀胱

按摩方法

點按腎、膀胱、腎上腺、上身淋巴腺、下身淋巴腺反射區各100次，用中、重手法推按輸尿管、肺反射區50次，按壓子宮、子宮頸、生殖腺、肝、脾、陰道反射區各50次。按摩時，速度要均勻，力度要

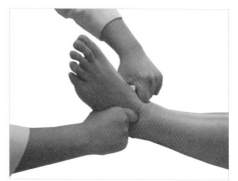

點按上、下身淋巴腺反射區

適中，以局部有酸麻脹痛感爲宜。每日1次，10天爲1個療程。

日常生活提示

平時注意參加體育鍛鍊，增強體質。經期注意衛生，避免精神緊張、過勞、受涼、涉水及性生活等。

子宮肌瘤

子宮肌瘤主要表現爲子宮增大、質硬、表面不平。按肌瘤的生長部位可分爲漿膜下肌瘤、壁間肌瘤、黏膜下肌瘤、宮頸肌瘤、闊韌帶肌瘤。

主要症狀爲經期延長或不規則出血，嚴重者可出現繼發性貧血。下腹可觸及包塊，少數患者有疼痛及壓迫症狀。

足療取穴

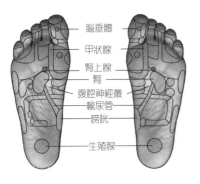
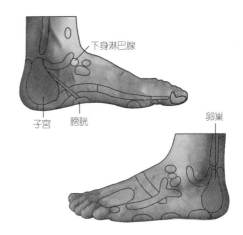
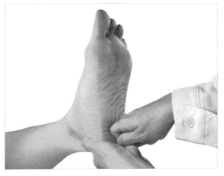

腦垂體
甲狀腺
腎上腺
腎
腹腔神經叢
輸尿管
膀胱
生殖腺

下身淋巴腺
子宮　膀胱
卵巢

按摩方法

　　點按腹腔神經叢、腎、腎上腺、膀胱、子宮反射區各100次，推按輸尿管、卵巢反射區各100次，按壓腦垂體、甲狀腺、下身淋巴腺反射區各50次。按摩時，速度要均勻，力度要適中，以局部有酸麻脹痛感爲度。每日1次，10天爲1個療程。

推按卵巢反射區

日常生活提示

　　平時注意參加體育鍛鍊，增強體質。經期注意衛生，避免精神緊張、過勞、受涼、涉水及性生活等。

慢性盆腔炎

慢性盆腔炎多因急性盆腔炎遷延不癒而成。當機體抵抗力低下時容易突然發作。主要症狀為下腹部墜脹、疼痛、腰骶酸脹、肛門墜脹等，往往在男女交歡、排便之後以及月經前後症狀加重，伴有尿頻、白帶增多、月經異常、不孕，有時還有發熱、精神委靡不振等。

足療取穴

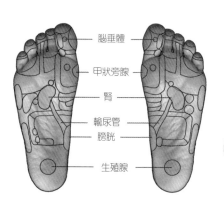
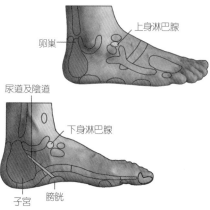
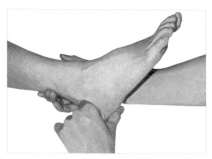

腦垂體
甲狀旁腺
腎
輸尿管
膀胱
生殖腺

上身淋巴腺
卵巢
尿道及陰道
下身淋巴腺
子宮　膀胱

按摩方法

點按腎、膀胱、腦垂體反射區各 100 次，推按輸尿管反射區 50 次，按壓子宮、卵巢、甲狀旁腺、尿道、陰道、上身淋巴腺、下身淋巴腺反射區各 50 次。按摩時，速度要均勻，力度要適中，以局部有酸麻脹痛感為宜。每日 1 次，10 天為 1 個療程。

按壓卵巢反射區

日常生活提示

平時注意參加體育鍛鍊，增強體質。經期注意衛生，避免精神緊張、過勞、受涼、涉水及性生活等。

乳腺增生

乳腺增生又稱乳腺小葉增生，表現爲單側或雙側乳房發生多個大小不等的腫塊，質韌實或囊性感，境界不清，活動度好，月經期間較爲明顯。局部有壓痛及不適感，重者局部刺痛或隱痛，伴有咽乾、口苦、易怒、頭暈等症狀。

足療取穴

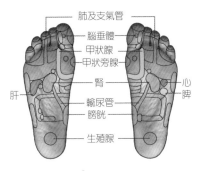
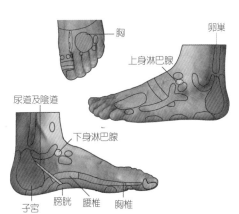
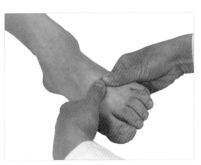

肺及支氣管
腦垂體
甲狀腺
甲狀旁腺
腎
肝
輸尿管
膀胱
生殖腺
心
脾

胸
卵巢
上身淋巴腺

尿道及陰道
下身淋巴腺

子宮　膀胱　腰椎　胸椎

按摩方法

點壓腎、腎上腺、膀胱、腦垂體、卵巢、子宮、甲狀腺、甲狀旁腺反射區各100次，推按輸尿管、肺、胸椎、腰椎反射區各50次，按壓胸、肝、肺、脾、心、胸部淋巴腺、上身淋巴腺、下身淋巴腺反射區各100次。按摩時，速度要均勻，力度要適中，以局部有酸麻脹痛感爲宜。每日1次，10天爲1個療程。

按壓胸反射區

日常生活提示

平時注意參加體育鍛鍊，增強體質。保持精神愉快。有乳腺癌家族史者，應密切觀察病情變化。

更年期綜合徵

女性在45歲以後，開始停經，相當數量的人會出現一系列以植物神經功能紊亂爲主的症狀，稱爲更年期綜合徵。

主要表現爲月經紊亂、潮熱、汗出、心煩意亂、失眠、大便秘結、容易激動、腰酸背痛、頭暈耳鳴、性欲減退等症狀。

足療取穴

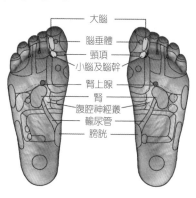

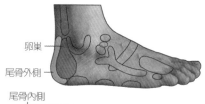

大腦
腦垂體
頸項
小腦及腦幹
腎上腺
腎
腹腔神經叢
輸尿管
膀胱

卵巢
尾骨外側
尾骨內側

子宮　膀胱　頸椎

按摩方法

點按腎、腎上腺、膀胱、腹腔神經叢反射區各50次，按輸尿管、卵巢、內尾骨、外尾骨反射區各100次，按壓子宮、腦垂體、大腦、小腦、腦幹、頸項反射區各100次。按摩時，速度要均勻，力度要適中，以局部有酸麻脹痛感為宜。每日1次，10天為1個療程。

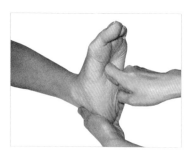

點按腹腔神經叢反射區

日常生活提示

保持心情舒暢，避免過度緊張、激動、生氣等。飲食要清淡，少吃油膩及刺激性食物，同時忌菸酒。適當進行諸如太極拳類的體育鍛鍊。

白內障

白內障包括老年性白內障、先天性白內障、外傷性白內障等。其中，老年性白內障是老年人常見的眼病，多見於50歲以後，隨著年齡的增加而發病率隨之增高。主要症狀為眼珠混濁、視力緩降，漸至失明。整個進程可分為初發期、未成熟期、成熟期、過熟期。在初發期及早防治，有積極的效果，至成熟期後，以手術摘除為首選治療方法。

足療取穴

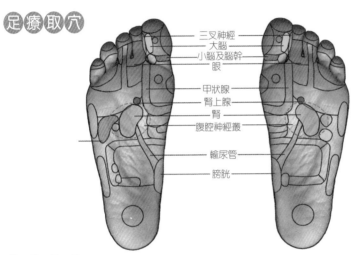

- 三叉神經
- 大腦
- 小腦及腦幹
- 眼
- 甲狀腺
- 腎上腺
- 腎
- 腹腔神經叢
- 輸尿管
- 膀胱

按摩方法

點按腎、輸尿管、膀胱、腎上腺反射區各100次，按壓腹腔神經叢、眼、肝、三叉神經、頸項、大腦反射區各50次。按摩時，速度要均勻，力度要適中，以局部有酸麻脹痛感為宜。每日1次，10天為1個療程。

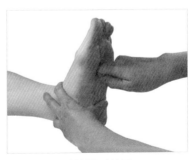

點按腎反射區

日常生活提示

注意用眼衛生，糾正不良用眼習慣。臨睡前一小時不喝大量的水以免眼周水腫和產生眼袋，多吃蔬菜、水果。

近視

近視度數一般在-5屈光度以下，常發生在幼年時代，以後略加深，至20歲時可自行停止加深。也有因不注意用眼衛生，長時間閱讀，使睫狀肌持續收縮，形成痙攣狀態，使晶體懸韌帶放鬆，晶體屈光度增加而形成近視。

足療取穴

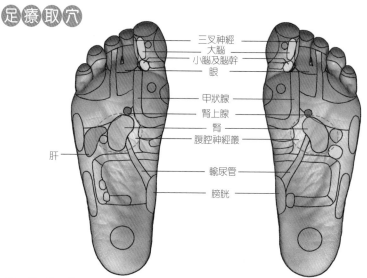

三叉神經
大腦
小腦及腦幹
眼
甲狀腺
腎上腺
腎
腹腔神經叢
肝
輸尿管
膀胱

按摩方法

點按腎、輸尿管、膀胱、腎上腺反射區各50次，按壓腹腔神經叢、眼、甲狀腺、大腦、肝、三叉神經反射區各100次。按摩時，速度要均勻，力度要適中，以局部有酸麻脹痛感為宜。每日2次，10天為1個療程。

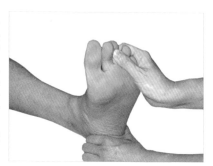

按壓眼反射區

日常生活提示

注意用眼衛生，糾正不良用眼習慣。多吃蔬菜、水果及動物內臟。經常按摩眼周穴位，緩解視疲勞。

迎風流淚

迎風流淚是指眼睛無紅腫及其他病症，但見風則淚出。又稱「淚溢症」。

臨床表現爲迎風流淚，淚水清稀，日久視物不清、眼睛乾澀等，以老年患者居多。

足療取穴

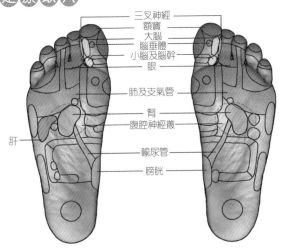
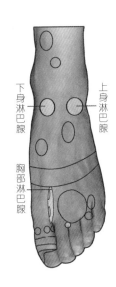

三叉神經
額竇
大腦
腦垂體
小腦及腦幹
眼
肺及支氣管
腎
腹腔神經叢
肝
輸尿管
膀胱

下身淋巴腺
上身淋巴腺
胸部淋巴腺

按摩方法

點按腎、膀胱、腹腔神經從反射區各 50 次，按輸尿管、肺反射區各 100 次，按壓眼、肝、大腦、腦垂體、額竇、三叉神經、胸部淋巴腺、上身淋巴腺反射區各 50 次。每日 1 次，病好即止。

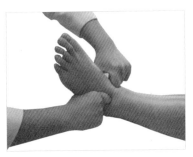

按壓上身淋巴腺反射區

日常生活提示

注意用眼衛生，糾正不良用眼習慣。小憩或午休時不要把眼睛直接壓在手臂上。臨睡前 1 小時不喝大量的水以免眼周水腫產生眼袋，多吃蔬菜、水果及動物肝臟。

急慢性咽炎

急性咽炎常由於受涼、傷風、過度疲勞、飲酒過度、長期受到刺激性氣體的刺激等原因所引起，也有因職業關係用聲不當所致。主要症狀為咽部乾癢、微痛、灼熱感、異物感、因咽癢而引起咳嗽，易受刺激而引起噁心、乾嘔，一般晨起時較輕，午後或入夜加重。可伴有發熱、頭痛等症狀。

慢性咽炎常由急性咽炎遷延而致，多半與職業性用嗓過度有關，症狀雖不如急性咽炎嚴重，但治療較急性咽炎困難，且容易反覆發作，需持之以恆，效果方能滿意。

足療取穴

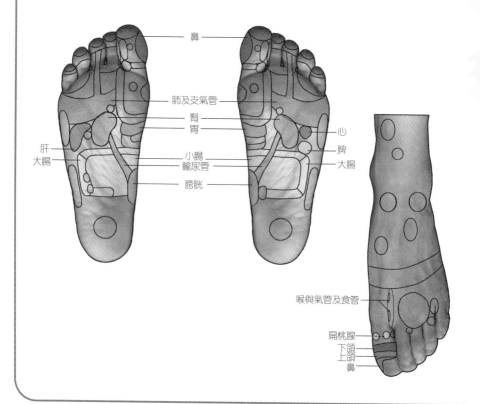

鼻
肺及支氣管
腎
胃
心
肝
脾
大腸
小腸
大腸
輸尿管
膀胱
喉與氣管及食管
扁桃腺
下頜
上頜
鼻

按摩方法

點按腎、扁桃體、咽喉、膀胱、頭頸淋巴腺反射區各100次，推按輸尿管、肺、胃、小腸、大腸反射區各50次，按壓鼻、聲帶、上顎、下顎、口腔、心、肝、脾反射區各100次。按摩時，速度要均勻，力度要適中，以局部有酸麻脹痛感為宜。每日1～2次，5天為1個療程。

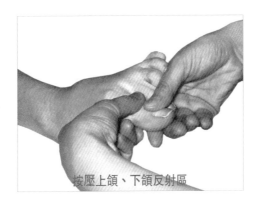

按壓上顎、下顎反射區

日常生活提示

平時要加強防寒保暖，室內空氣要流通，霧霾天氣要戴口罩。發病期間注意休息，多喝白開水，戒菸。經常鍛鍊身體，保持樂觀情緒。

耳鳴

本症是指單側或雙側耳內鳴響，如聞蟬鳴，或如潮聲，並伴有頭昏、失眠、乏力、煩躁不安、急躁易怒等症狀。發病原因十分複雜，耳部疾患、藥物中毒、著急上火、身體虛弱等都可以引發。

足療取穴

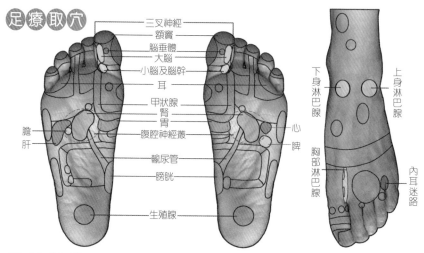

三叉神經
額寶
腦垂體
大腦
小腦及腦幹
耳
甲狀腺
腎
胃
腹腔神經叢
輸尿管
膀胱
生殖腺
膽
肝
心
脾
下身淋巴腺
上身淋巴腺
胸部淋巴腺
內耳迷路

按摩方法

點按腎、輸尿管、膀胱反射區各50次，按壓耳、三叉神經、內耳迷路、腦垂體、大腦、小腦、腦幹、額寶反射區各100次，叩擊甲狀腺、生殖腺（睪丸或卵巢）、脾、胃、心、肝、膽、胸部淋巴腺、上身淋巴腺、下身淋巴腺反射區各50次。每日1次，10天為1個療程。

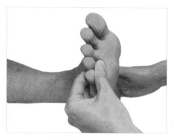

按壓耳反射區

日常生活提示

盡量保持良好心境，避免或減少雜訊的干擾，少用入耳式耳機聽音樂。平時不要用耳勺、火柴棒掏耳朵。可常喝核桃粥、芝麻粥、花生粥、豬腎粥等，對於保護聽力頗有裨益。應避免應用耳毒性藥物，如慶大黴素、鏈黴素、卡那黴素、新黴素等。

急慢性鼻炎

急慢性鼻炎是指鼻黏膜及黏膜下層發生炎症的疾病，常因感冒而引起。急性鼻炎的主要症狀為鼻塞、流涕、頭暈、全身不適，有時可有發熱。慢性者時輕時重，鼻孔交替堵塞，側臥時靠下方的鼻孔常堵塞不通及流涕，睡著後流涕停止，醒後又開始流涕，終日不斷，伴有時時噴嚏、頭暈乏力、嗅覺減退等。

足療取穴

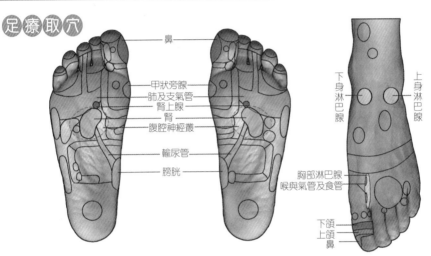

鼻
甲狀旁腺
肺及支氣管
腎上腺
腎
腹腔神經叢
輸尿管
膀胱

下身淋巴腺
上身淋巴腺
胸部淋巴腺
喉與氣管及食管
下頜
上頜
鼻

按摩方法

點壓腹腔神經叢、腎、膀胱、腎上腺反射區各50次，推按輸尿管、肺反射區各100次，按壓鼻、支氣管、甲狀旁腺、上頜、下頜、脾、上身淋巴腺、下身淋巴腺、胸部淋巴腺、咽喉反射區各50次。每日1次，5天為1個療程。

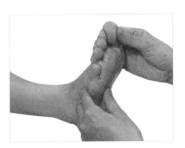

按壓鼻反射區

日常生活提示

平時要加強防寒保暖，室內空氣要流通。發病期間注意休息，多喝白開水。經常鍛鍊身體，保持樂觀情緒。發病時不要應用麻黃素類滴鼻液，防止出現鼻黏膜萎縮。

過敏性鼻炎

過敏性鼻炎中醫稱為「鼻鼽」或「鼽嚏」。古典醫籍《內經·素問》中說：「鼽者，鼻出清涕也；嚏，鼻中因癢而氣噴作於聲也。」主要症狀為陣發性鼻癢、鼻塞、發作性噴嚏、大量清水樣鼻涕、眼睛發癢等。鼻腔檢查多見鼻黏膜蒼白、水腫，鼻甲腫大。因為本症是一種鼻黏膜過敏反應，因此也稱為「變態反應性鼻炎」。

足療取穴

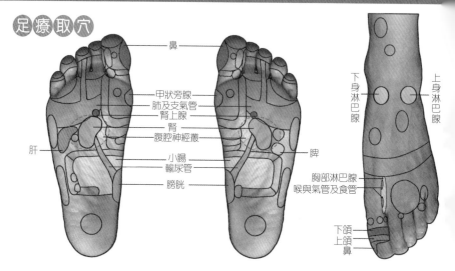

鼻
甲狀旁腺
肺及支氣管
腎上腺
腎
腹腔神經叢
肝
小腸
輸尿管
膀胱
脾
下身淋巴腺
上身淋巴腺
胸部淋巴腺
喉與氣管及食管
下頜
上頜
鼻

按摩方法

點壓腹腔神經叢、腎、膀胱、腎上腺反射區各50次，按輸尿管、肺反射區各100次，按壓鼻、支氣管、肝、甲狀旁腺、小腸、上頜、下頜、脾、上身淋巴腺、下身淋巴腺、胸部淋巴腺、咽喉反射區各50次。每日1次，5天為1個療程。

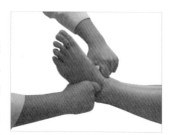

按壓上、下身淋巴腺反射區

日常生活提示

平時要加強防寒保暖，室內空氣要流通。發病期間注意休息，多喝白開水。經常鍛鍊身體，保持樂觀情緒。儘量避開過敏源。

神經性皮炎

神經性皮炎屬中醫「牛皮癬」、「攝領瘡」範疇，是以陣發性皮膚瘙癢和皮膚苔癬樣變爲特徵的慢性皮膚病。多見於青年和成年人，兒童發病者極少。發病部位多在容易受到摩擦的地方，如頸項部、骶部、四肢伸側、大腿內側、會陰等處。初發時僅有間歇性瘙癢感，無明顯的皮膚損害。由於不斷地搔抓，皮膚逐漸出現粟粒至綠豆大小的扁平丘疹、圓形或多角形，堅硬而有光澤，皮膚呈淡紅色或正常，密集成群，表面光滑或覆有少量糠狀鱗屑，皮膚增厚、乾燥，皮溝加深，形成苔化樣皮疹，常有陣發性劇癢，夜間更甚，常反覆發作。

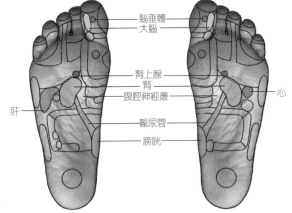

```
                    腦垂體
                    大腦

                    腎上腺
                    腎
                    腹腔神經叢              心
    肝
                    輸尿管
                    膀胱
```

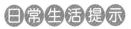

點按腎、膀胱、腹腔神經叢、腎上腺反射區各100次，推按輸尿管反射區100次，按壓肝、心、腦、腦垂體反射區各50次。按摩時，速度要均勻，力度要適中，以局部有酸麻脹痛感為宜。每日1次，10天為1個療程。

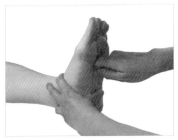

點按腎上腺反射區

日常生活提示

合理飲食，勿食用易引起過敏的食物。發病期間注意衛生，勿搔抓。

扁桃體炎

扁桃體炎中醫稱為「乳蛾」、「喉蛾」，主要是由於鏈球菌、葡萄球菌侵入扁桃體，發生充血、腫脹、滲出等病理變化。起病較急，發熱、頭痛、惡寒、咽痛，嚴重者吞嚥困難，影響進食。由於咽部不適和咽癢，可引起陣發性咳嗽。本症發病以春秋季節最多，並且好發於 10～30 歲青少年。如反覆發作，則轉化為慢性扁桃體炎。

足療取穴

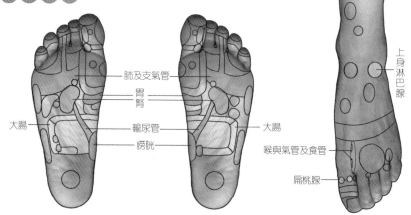

肺及支氣管
胃
腎
大腸
輸尿管
膀胱
大腸
上身淋巴腺
喉與氣管及食管
扁桃腺

按摩方法

點按腎、膀胱、扁桃體、咽喉、氣管、上身淋巴腺反射區各 100 次，推按輸尿管、胃、大腸反射區各 50 次。按摩時，速度要均勻，力度要適中，以局部有酸麻脹痛感為宜。每日 1～2 次，5 天為 1 個療程。

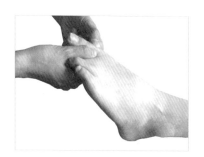

點按扁桃體反射區

日常生活提示

平時要加強防寒保暖，室內空氣要流通，霧霾天氣要戴口罩。發病期間注意休息，多喝白開水。經常鍛鍊身體，保持樂觀情緒。

老年皮膚瘙癢症

老年皮膚瘙癢症是一種只有瘙癢而無原性皮膚損害的老年性皮膚病。病因很多，可能與寄生蟲、氣候改變、皮膚本身變化、某些全身性疾病，如糖尿病、腫瘤、痔瘡、代謝紊亂、內分泌失調等有關。主要症狀為皮膚劇烈瘙癢，導致不停地搔抓，使皮膚遍佈抓痕及血痂，瘙癢多在睡前更為劇烈。日久造成皮膚肥厚、色素沉著、苔癬樣變等皮膚損害。中醫認為是血虛生風引起。

足療取穴

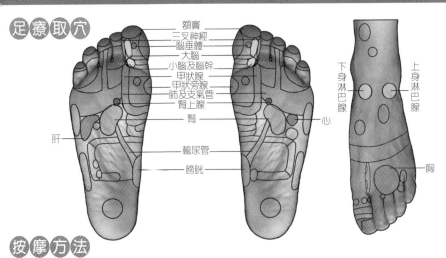

按摩方法

點壓腎、膀胱、大腦、小腦、腦幹、額竇、三叉神經反射區各100次，推按輸尿管、肺反射區各50次，按壓上身淋巴腺、下身淋巴腺、支氣管反射區各50次，叩擊腦垂體、腎上腺、甲狀腺、甲狀旁腺、肝、心反射區各30次。每日1次，中病即止。

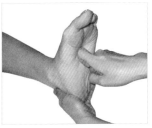

點壓腎反射區

日常生活提示

合理飲食，勿食用易引起過敏的食物。發病期間注意衛生，勿搔抓。可用食療方：當歸50克，老母雞1隻。燉2小時，食肉喝湯，有良好療效。

帶狀疱疹

帶狀疱疹又稱為蛇丹、纏腰火丹、蛇串瘡，是由病毒引起的疱疹性皮膚病。男女均可發生。發病前常有局部皮膚灼熱刺痛感，經1～3天後發出皮疹，有的刺痛和皮疹同時發生。皮疹為簇集成群的大小水疱，表面形如珍珠，基底發紅，排列成帶片狀。一般為單側分佈，不超過軀體中線，偶爾呈對稱型，以胸部肋間神經分佈區、腹部和面部三叉神經分佈區為多見。如角膜受到損害，有致盲的危險。

足療取穴

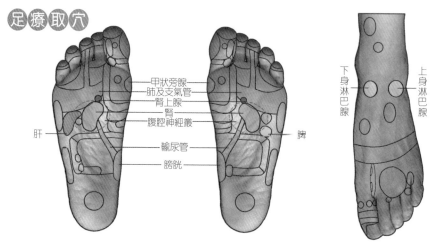

甲狀旁腺
肺及支氣管
腎上腺
腎
腹腔神經叢
肝
脾
輸尿管
膀胱

下身淋巴腺
上身淋巴腺

按摩方法

點按腎、膀胱、腹腔神經叢、腎上腺、甲狀旁腺反射區各100次，推按輸尿管、肺反射區各50次，按壓肝、脾、上身淋巴腺、下身淋巴腺反射區各50次。按摩時，速度要均勻，力度要適中，以局部有酸麻脹痛感為宜。每日1次，10天為1個療程。

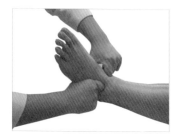

按壓上、下身淋巴腺反射區

日常生活提示

注意保暖，預防感冒。合理飲食。發病時可用偏方緩解疼痛。

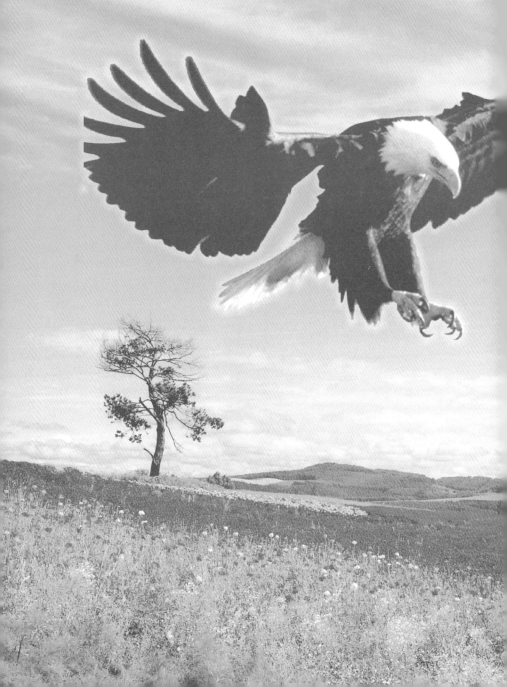

大展好書　好書大展
品嘗好書　冠群可期